おいしい患者をやめる本

――医療費いらずの健康法

岡本 裕

講談社+α文庫

いやはや……文庫版の「はじめに」にかえて

まさに今、日本の医療は生まれ変わろうとしています。もう少し正確に言えば、今は生まれ変わる一瞬手前の段階なのです。つまり今は、まことにややこしい混乱期だとも言えます。ですから、みなさんはこの本を読む必要があったのです。

……と言えば、言い過ぎかもしれませんが。

日本の医療は「国民皆《かい》保険制度」を基調としていることは、みなさんもよくご存じだと思います。ところが、その皆保険制度がすでに破綻《はたん》しているということも、よくご存じのはずです。これはとどのつまり、みなさんは次の二者択一を迫られているということなのです。

その二者択一とは、

次の疾患（病気）のいずれに、あなたは保険を使いたいですか？

①風邪
②がん

常識的に考えれば多くの方は②を選ぶはずです。そうなれば、〝風邪には保険がきかない〟ということになるのです。

にもかかわらず、今の政府は何を考えているのか……、いささか理解に苦しむところなのですが、依然として〝風邪にも保険がきく〟という矛盾を看過しているのです。

ですから、当然の成り行きとして、ますます医療費が足りなくなり、医者はとんでもなく忙しくなり、がんをはじめ難病を抱える患者さんの多くが「医療難民」になったりして、満足のいく医療が受けられなくなってしまうのです。本当に救命してあげなくてはいけない患者さんの多くがなおざりにされ、犠牲になっているのです。

やはり、政府や厚生労働省が目を覚まして、早急に日本の医療が変わってくれなくては、私たち国民の命がいくらあっても足りなくなるのです。

つい先日のことですが、偉い先生方（日本の医療の行く末を決める、名誉教授などの肩書をお持ちの医学界の偉い先生方）とディスカッションをする機会がありました。きっかけは、私の診療方針が気にいらないという〝いちゃもん〟です。

その〝いちゃもん〟の具体的内容は以下のとおりです。

数人の糖尿病患者さんが、私とは別の医者からずっと（数年くらい）、インスリン注射の治療を受けていました。ふとしたきっかけで彼らを私が診《み》るようになってから、まったくインスリン治療を受けなくなりました。これはいったいどういうわけなのだ、というものです。

どういうわけもこういうわけもなく、糖尿病は、しょせんは〝食べすぎや運動不足〟の範疇《はんちゅう》なのですから、彼らに自助努力を促しました。それによって、糖尿病患者さんたちはしっかりと自己治癒力を高めることができ、自然と治ってしまったというだけのことです。

しかし偉い先生方は、頭が大理石のように立派、というか固すぎて、なかなか私の説明に合点がいきません。長年インスリン注射を受けていた糖尿病患者さんが、簡単に治るわけがない！　おかしいのではないか？　との一点張り。

「そんなに言うのなら、実際に自分で彼らを診てみたらどうやねん!?」

と、よっぽど口から出かかっていましたが、そこは私も大人。大先輩のメンツを潰してしまっては、後が何かとやりにくくなりますので、やんわりと、ちゃんとデータを提示しながら説得して、渋々ながらもお引き取りをいただいた次第なのです。正直、「名誉教授という肩書を持った偉い先生方とてこんなもんなんだな」と、ちょっと悲しくなってしまいました。

「病気は薬で治る」

「病気は医者が治す」

研究者のみならず、今の医療の現場はおしなべてこんな呪縛《じゅばく》に捕らわれているのかもしれません。医者にかかる国民のみなさんも含めて、病気が医者の治療を介さないで治ることがなかなか納得できないのだと思います。私などは反対に、「医者が余計なことをするから（たとえばインスリンなどを使うから）余計に治りにくくなるんだ」と考えるほうがよほど自然な発想だと思っています。ところが偉い先生方はそうではないようです。

奇《く》しくもそれから数日も経たない間に、はたまた〝いちゃもん〟が！

今度は厚生労働省のお偉いお役人たちから……というような次第で、なかなか忙しい平成二三年の初夏でした。

今度のいちゃもんは、「元気なお年寄りになんでわざわざ治療をするんだ？」というもの。返答するのもじゃまくさいくらいの愚問！

「あほやなぁ～、ちゃんと治療をしているから元気なんや！」

でも、異常なまでにメンツに執着する偉いお役人たちに、面と向かってそんな子どもでもわかる道理を説くには、いささか私は小心者すぎるのです。なので少々まわりくどく、かつ丁寧に、

「ではお聞きしますが、今、元気でいることが気にいらないとすれば、どうでしょう、仮にそのお年寄りたちが亡くなってしまっていたとしたら、その治療は正しかったということになるわけですね？」

彼らいわく、

「まぁ、そういうことになりますね」

（……これすべてノンフィクション＝事実です！）

茫然《ぼうぜん》自失！　そんな考えの人間が厚生労働省の幹部なんて、医療政策のレベルは推して知るべしとみなさんも思われるはずです！

今のロジックをわかりやすくまとめれば、こういうことです。

「お年寄りを放っておいて、治療が後手に回って、結局あかんようになったとしたら、その治療法は正しい」

「お年寄りを放っておかないで、先手を打って治療を施した結果、元気になったとしたら、その治療法は間違い」

？？？

私たちは、お年寄りのほんのささいな体調の変化をも見逃さないように見守り、すかさず、健康度を高めるための治療を施したり、自助努力を促したりと、常時努力をしているわけなのです。特にお年寄りは、病気が進行してから治療を行うようであればすでに手遅れなのです。手間も医療費もかえって高くつきます。

ですから先手を読んで、先回りをしなくてはいけないのです。現に東洋医学ではそうするように教えています。そんなこともわからん連中が日本の医療のあり方を決めているのですから、本当に情けなくなってしまいます。

とまぁ、今の日本の医療はこんなもんなのです。エネルギーも医療費も無駄が多すぎるんです。ここまで言い切っても、それほど実情から離れていないのが実に悲しいところですが、私が専門とするがん医療に関しても、後手の医療には手厚く、先手の医療はほとんど評価されないというのが日本の診療報酬システムなのです。

しかし悲しいかな、私たち医者は、しょせんは法の下で医業をやっていくしかありません。たとえ相手が愚昧《ぐまい》であったとしても国家権力に盾《たて》をつくことはNGとなります。ただ、国民のみなさんには、今の医療の実情をしっかりと把握していただき、まずは自身の命を守っていただきたい。

——そんな思いを伝えるのが、医者としてせめてもの私のミッションであると思い、この本を書きました。そして真実をよりいっそう多くの人たちに伝えなくてはと願い、今回の文庫版の発刊となったわけなのです。

というようなわけでして、この本を最後まで読んでいただければ、とてもうれしく思います。そしてできればぜひご一緒に、日本の医療を根本的に変えるという「大きな風」を起こしていこうではありませんか！

今回の文庫本発刊に際し、多大なご尽力をいただいた、木原進治さんをはじめ講談社のみなさんに深謝します。

平成二三年九月

岡本《おかもと》　裕《ゆたか》

そもそも……まえがき

みなさんは〝ウソの病気〟の怖さをご存じでしょうか？
いや、おそらくきっとご存じないと思います！

今、ウソの病気、つまりニセ病《やまい》が日本中に、いや世界中にじりじりと、着実にその勢力を伸ばしつつあるのです。もはや世界中に蔓延《まんえん》していると言ってもいいくらいなのですが、その被害もまだまだ拡大の一途をたどるばかりです。

ウソの病気の広がり方は、本当に尋常《じんじょう》ではありません。ある意味ではしたたかで、かつ確実です。

政府や製薬会社をうまくだきこみ、医学者たちをうまく手なずけ、国民をそっと洗脳していくという、そんな狡猾《こうかつ》な手口に、ほとんどの者が気づかないまま、瞬く間に勢力を一気に広げ、ふと気がついてみれば、病気の9割が、このウソの病気に占拠されてしまっていたという悲惨なありさまなのです。

被害は、日本はもちろん、世界のあちこちにも及んでいます。

特に日本では、その被害は甚大で、数多くの「犠牲者」を出し、日本の財政をも圧迫するほどなのです。

もちろん、その勢力は決して下火になっているわけではありません。むしろ日増しに勢いを強めながら、日本人すべてを不安に陥れているのです。

ところで、

みなさんは、今お元気ですか？

みなさんは、今お若いですか？

もしも、お元気でもなく、そしてお若くもなければ、ウソの病気の蔓延は一刻の猶予もないかもしれません。明日はわが身、いつ被害に見舞われるやもしれません。もしも、今はお元気でも、そしてお若くても、いずれはお元気がなくなり、お若くもなくなってくることになるでしょう。

そうなれば、きっとウソの病気の被害に見舞われる公算が高いこと間違いありません。

つまり、ウソの病気をそのままにしておくと、遅かれ早かれ、私を含めみなさんも、きっといずれは、「被害」に見舞われてしまいます。被害に見舞われ、本当は元気で長生きできるはずの人生が、本来は楽しく幸せに送れるはずの人生が、台無しになってしまいます。

これは断じて阻止しなければいけません。

そうは思いませんか?

しかしながら、ウソの病気は、残念ながら野放しのままなのです……。

私は「e‐クリニック（www.e-clinic21.or.jp）」のスタッフ医師です。「e‐クリニック」は医師7人を含む15人のスタッフが現代の医療に欠けている情報を発信するNPO法人「21世紀の医療・医学を考える会」が手がける、がん患者さん対象の情報発信サイトです。この10年あまり、数多くのがん患者さんとそのご家族にかかわってきました。そして、実に数多くのことを教わりました。

特に、患者さんが医者に何を望んでいるのか、何を望んでいないのか、医者が患者さんに何ができるか、何ができないか、何をすればいいのか、何をしなければならないのか、……などなど、医学部や医学書ではとうてい学ぶことのできなかった、貴重な体験をさせていただきました。

日本の医療は、〝ウソの病気〟には異常なほど寛容であるくせに、がんや難病などの〝ホントの病気〟に対しては非常に不親切なのです。

ホントの病気を抱える患者さんは、ウソの病気に追いやられ、逆境のさなか、極めて弱い立場に追い込まれながらも、危ういその命をなんとか確保するために、孤軍奮闘の日々を送っています。

もちろん、がんや難病の患者の多くは、決して弱者のまま、甘んじているわけではありません。その多くは、私たち医者が想像するほど心は〝やわ〟ではなく、常に進化し続けながら、賢明に、真摯《しんし》に、サバイバルを果たそうと一生懸命、力をふりしぼっています。

ただ、医者や医療制度という、いささか時代遅れのシロモノが、まるでわざと意地悪をするかのように、そんなホントの病気の患者さんの前に大きく立ちはだかるのです。そして、実に数多くの悔しい現状、理不尽な現状をも目《ま》の当たりにすることになりました。

それはどういうことかと言いますと、がんや難病の患者さんが置かれている環境が、彼らが期待し望んでいる環境とあまりにかけ離れているために、本来なら救えるはずの命が、いたずらに失われているという事実なのです。

これは、私たち医者にとっても非常に重いものがあります。ホントの病気の一つである「がん」を例に挙げてみますと、一年間に30万人以上もの人たちが犠牲になっていますが、この数は本来ならもっと減らせるはずなのです。

たとえば――、

もうすこし私たち医者が集中力を高め、手間ヒマをかけて一人のがん患者さんの治療に専念することができれば……!?

もうすこし私たち医者ががん患者さんのそばにいて、共感し、心のケアをしてあげることができれば……!?

もうすこし私たち医者が3大治療（手術、放射線、抗がん剤）にもさじ加減を加えながら、3大治療以外にも視野を広げ、もうすこし他の医療スタッフとも連携を密に取ることができれば……!?

もうすこし今の医療制度が人に優しいものであったならば……!?

もうすこし世間が、ホントの病気に関心を持ち、もうすこし智慧《ちえ》があれば……!?

そして、

もうすこし世間が、ウソの病気に関心を持ち、もうすこしその怖さを知れば……!?

——きっと、救われた命は数え切れないはずです。

そんなことまでわかっているのであれば、なぜすばやく改善できないのか?

まさしくそのとおりなのです。だからなんとかしなければいけないのです。

諸悪の根源は、今の医療制度とそれに甘んじる医者たちなのです。

つまり、ウソの病気には甘く、ホントの病気には厳しい、今の医療環境そのものなのです。

今の医療制度のもとでは、正直言いますと、医者はウソの病気を数多く診《み》る必要があります。そうしなければ、たちまち生活が立ち行かなくなります。

そのため、効率を度外視しながら、手間ヒマをかけて丁寧に診てあげなければいけない、ホントの病気を診ることができないでいるのです。

今の医療制度のもとでは、あまりにもウソの病気が多すぎて、ホントの病気はなおざりにされているのです。


つまり今の日本は、「医療の仕分け」が不十分すぎるのです。病気の仕分けが不完全すぎるのです。

ウソの病気があまりにも多すぎて、医療現場は混乱を極めています。病気でもない病気が世に広くはびこっているせいで、医者はやたらと忙しくなり、医療費は高騰し続けるばかりなのです。

そのあおりをくって、本来は丁寧に時間をかけ、しっかりと診てあげなければいけない、ホントの病気の患者さんが、後回しにされ、置き去りにされているのです。

そのため、本当は治ることができた患者さんの多くが犠牲になってしまうというのが、残念ながら今の日本のまぎれもない姿なのです。

ホントの病気の一つである〝がん〟も、もちろんまだまだ誰もが治る病気ではありません。早期のがんならいざしらず、進行してしまえば、辛うじて半分の人が助かるにすぎません。

今や「二人に一人ががんになる」と言われる時代です。がんの治癒率《ちゆりつ》（生存率）というのは、決して他人事ではないはずです。特にがんの生還率がたったの50パーセント前後であるという、この低すぎる数字は決して見過ごされていいはずはありません。しかも数十年もの間、この治癒率にほとんど進歩がみられない（特に3期以上）という事実には重いものがあります。もうすこし危機感を覚え、何かアクションを起こさなければと、そんな気運が高まってきても、なんら不思議ではない数字だと私は思います。

しかも、ほんのすこし工夫をするだけで、たとえば「医療の仕分け」をきっちりとやるくらいの些細《ささい》な労力で、がんはもちろんのこと、ホントの病気で無駄に犠牲になる人たちが格段に減るということになれば、今の政府の無策を見逃していいはずはありません。

そもそも、日本の医療の潜在能力は非常に高いのです。しかし、その高い能力が十二分に活かされていないというのが悲しい現状です。これほどもったいないことはありません。きっとみなさんもそう思われるはずです。

そのため、世間では医療危機、医療崩壊と叫ばれ、国民は未来に不安を抱かざるを得ないありさまです。医療のあり方は、社会の根幹を成す最重要テーマの一つです。その国の医療のあり方の如何《いかん》によって、国民の幸福度は大きく左右されてしまうのです。

今の日本の国民が未来に希望を見出せないでいるのも、一つは日本の医療が、国民の信頼に足るものではないからだと思います。

私たちはみな、例外なく、激烈な生存競争を勝ち抜き、あるいは非常な幸運を得、生を受け、今こうして生きています。その奇跡に近い確率たるや、よくよく考えてみれば、生を受けること、そして今こうして生きていること、そのことがすでに奇跡そのものであると言えます。
そのせっかく受け継いだ奇跡的な生を、最後までつつがなくまっとうできないというのは非常に悔しく、理不尽だと言わざるを得ません。

今こそ、「病気の仕分け」、つまりウソの病気とホントの病気の仕分けをしっかりと行い、もともと持っている医療の潜在能力をうまく活用し、私たちの健康寿命を最大限に引き延ばす、そんな気運を高める絶好のチャンスだと私は考え、この本を書きました。
……その前にお断り。本書では明快さを優先させるため、ごく少数の例外があることは重々承知のうえ、典型例をベースにしながら話を展開しています。その点をご留意いただければうれしく思います。

本来、「医療仕分け」、「病気仕分け」などというものは、政府が独自にさっさとやるべきことなのですが、どうやら今の政府には、そんな智慧も実行力もなさそうです。

だとしたら、私たち国民の一人一人が自分自身のためにそれをやるよりほかに手立てはありません。

私たち一人一人が、幸せで、元気で、楽しく、長生きできるようにと、そんな提案に耳を傾け、行動を共にしていただければ、私にとっては望外の喜びです。

おいしい患者をやめる本——医療費いらずの健康法　目次

第二章　恐ろしいウソの病気

第三章　医療費のムダをなくす

第四章　おいしい患者をやめるメリット

第五章　どこから先がホントの病気？

第六章　ストレス上手が命を救う

第七章　すぐできる、元気で長生き5つのポイント

おいしい患者をやめる本

第一章　思いつきのように医者を増やしてもダメ

信用が低下する「ニッポンの医」

薬害、医療過誤、救急たらいまわし……と、医療事故にまつわる報道は絶えることがありません。「定期的に」と言えばいささか不謹慎ですが、必ず繰り返されます。

これは、私たち日本国民にとっては、非常に由々しきことです。明日はわが身、おちおちと安心して病気にもなれません。

しかし、それはある意味しかたのないことなのかもしれません。

なぜなら、その原因が根本的に解消されないまま、ずっとほったらかしになっているからなのです。

「日本の医療に信頼が置けますか？」

という質問を、とあるアンケートで投げかけたことがありますが、「信頼できる」と回答したのはなんとわずか3パーセントでした。

しかし私はこの数字はあまりにもおかしすぎると思いました。なぜなら、日本の医者個人の技術や潜在能力は決して世界的にもひけを取らないからなのです。

と、医者である私が言っても、ただの言い訳に聞こえるかもしれません。

最近、日本の医療技術の高さを活かして、世界中から、特にお隣の中国から、富裕層を集めて、「検診ビジネス（メディカルツーリズム）」を展開しよう！

——と、そんな動きがあるようですが、きっとうまくいかないと私は見ています。

それはなぜでしょうか？

日本の医療は疲弊《ひへい》しているからです。忙しすぎて疲弊しているのです。忙しいと思考は停止してしまいます。今の医療現場は、ウソの病気が蔓延《まんえん》しすぎて、作動不良に陥っているのです。

余計なものがたくさん入っていると、精巧なコンピューターでさえ、誤作動することがあります。まさしく今の日本の医療はそのような状態なのです。

ですから、現状をどのようにして打破すればいいのか、根本的に解決するにはどうすれば一番いいのか、などということを、もはや考える力さえも失せてしまうくらい、疲れているように私には思えます。

さて、検診ビジネスがなぜうまくいかないか?

その理由の一つは、中国の富裕層が、日本の医療が疲れていることをすでに見抜いているからなのです。中国の富裕層は世界にネットワークを持っています。ウソの病気が蔓延している日本の現状をよく把握しています。日本の医療評価が、残念ながら昨今は決して高くはないことを十分承知しているからなのです。

つまり、日本の医療技術は確かに高いが、医療全体の水準は決して高くないという評価なのです。これは中国の富裕層だけでなく、中国の医師たちからもよく耳にする話なのですが、

日本で医療を受けるのは、本当に大丈夫なのか?

最近は日本人の患者の命のほうがあぶないのではないか?

というわさも立つくらい、評判はあまり芳《かんば》しくありません。

そんな不安を後押しするように、２０１０年４月にはロイター通信が、「良質で手ごろな医療の受けやすさ」の満足度ランキングを発表していて、日本は、先進、新興22ヵ国中、最低レベルであると報じています。

うわさの真偽はともかく、皆保険制度も仇《あだ》となり、ウソの病気が蔓延しすぎている今の日本では、安心して医療を受けることが年々歳々難しくなりつつあるのでは？

――という単純な疑問が、ふっと私の頭をよぎることも、しばしばなのです。

ウソの病気が蔓延していて、忙しすぎる医療現場のあおりを受けて、私たち国民の命もあぶないとなると、そんな医療をほったらかしにしていては、ますます私たちの命が縮まるばかりです。

政府のいきあたりばったり

みなさんもよくご存じのように、ようやく政府は今さらながらに重い腰をあげ、泥縄よろしく、やっきになって大学医学部の定員を増やし、医者を増やそうとしています。近い将来、仮にそれが実現されたとして、果たして、私たち国民にメリットがあるのでしょうか？

もちろん政府はそう願ってやっているのでしょうが、残念ながら私は、懐疑的にならざるを得ません。

つい最近までは、医者が余っていると言って、医学部の定員をどんどん削減していき、昨今は、「いやいや、実は医者は不足していたんだ」と、前言を百八十度ひるがえし、今度は医学部の定員を増やそうとしている……。

これをいきあたりばったりと言わずして、なにをいきあたりばったりと言うのでしょうか!? ——呆然《ぼうぜん》となるほど無思慮で無節操な政府の態度に、振り回される国民はたまったものではありません。

簡単に医学部の定員を増やすと一口に言っても、増えた定員に対応して、教育スタッフや設備も増やす必要があります。誰が急にそんなことを手当てしてくれるというのでしょうか？——これも大学病院では議論の的となっていますが、政府はきっとあまりにも安易に考えすぎているのではないでしょうか？　医者一人を育てるだけでも、費用や設備はもちろんのこと、とてつもないマンパワーが要《い》ることくらい、きっとみなさんなら容易に察しがつくと思います。

しかも、医者が増え、その増えた医者が、無医村医療*や救急医療に意欲を燃やし——。

あるいはがんをはじめとする、とても手間ヒマかかる難病の医療に、そして研究に率

＊　無医村医療　少子・超高齢社会が深刻化するなか、過疎地域、僻地《へきち》に勤務する医師は生活のほぼすべてを束縛されるほどの献身を求められる。それでもやむなく生じる医療過誤の結果責任にさいなまれ、結果的に医師は定着せず、無医村となってしまうことが深刻な社会問題となっている。

先して携わる——。

もしかしてそんなふうに、ばら色の青写真を政府は描いているのかもしれませんが、もしもそうだとすれば、政治家たちは非常におめでたいと言わざるを得ません。

仮にうまくいって、本来必要な医療にケアが行き届くようになれば、私たち国民にもメリットがあるかもしれませんが、なかなかそうはいかないのです。

それはなぜでしょうか?

救急医療や無医村医療、そしてがんをはじめとする、手間ヒマのかかる「ホントの病気」の医療や研究に携わろうという医者が少ないのは——

医者が全体的に足りないからではありません。

むしろ多くの医者がそれを望まないからなのです。

ということはすなわち、たとえ医者を増やしてみても、その多くは、無医村医療や救急医療、そして難病の医療や研究には携わらないということなのです。つまり政府の青写真は砂上の楼閣《ろうかく》だということになります。

そうなれば、もちろんみなさんにはメリットはありません。

では、それを望まない医者が悪いということになってしまうかもしれませんが、事情はちょっと複雑なのです。

誤解を恐れずに言うと、仮に高い志はあったとしても、無医村医療や救急医療、そして難病の医療や研究に飛び込もうとする医者は、実際にはそれほど多くはありません。

それは、初期研修を終えた新米医師たちのアンケート結果を見ても明らかです。常に命のやりとりが伴う「ホントの病気」に立ち向かう、そんな医者になることを敬遠する傾向が、今は顕著なのです。

先日、ある（独立行政法人）国立大学医学部の教授もこぼしていました。

「入学したての頃は、医学生のほとんどが目を輝かせ、救急医療や無医村医療、そして基礎医学（研究）に興味を示すのだが、だんだんと学年が進むごとに、そして卒業して研修医になってしまうと、現実の厳しさを見てしまうせいなのか、とたんに楽な診療科を選ぶようになってしまうんだ……」

なぜ、多くの医者が「ホントの病気」に携わることを望まないのか？
その理由は、いたって簡単です。あまりにも待遇が悪すぎるからなのです。
一言で言うと、めちゃめちゃ忙しすぎるからなのです。

ウソの病気があまりにも多すぎて、自分がやりたい本当の医療ができないからなのです。

制度的にも、金銭的にも、やりがい的にも、無医村医療や救急医療、そして難病の医療や研究に携わる医者が、今の日本は、すこぶる育ちにくい環境なのです。

医者が増えると病人も増える？

では、実際に医者が増えると、いったいどうなるでしょうか？
医者も生身の人間です。社会の中の「一生活者」なのです。医療そのものには、根底にボランティア精神が根ざしているのは言うまでもありませんが、やはり、まったくの慈善事業では成り立ちません。医者としても、労力に見合った待遇が望めなければ、クリニックや病院を経営していくことすらできませんし、自分や自分の家族はもちろん、スタッフの生活もままならないことになります。

そんな環境のもと、あまりにも忙しく、それでいてリスクが高く、「医療過誤」として患者から訴訟も起こされかねない無医村医療や救急医療、そして難病の医療や研究に、自ら進んで飛び込んでやろうという医者がいるとすれば、それはそれはとても奇特な医者ということになるのです。

そんな医者は、自己犠牲の精神に富み、非常に志の高い、使命感に溢《あふ》れた、すばらしい医者、すなわち医者の鑑《かがみ》であることは間違いありません。

もちろんそんなすばらしい医者もゼロではありません。現に、時にはメディアでそうした医者の活動が取り上げられ、多くの人たちに感動と勇気を与えてくれます。しかし、残念ながらその数はごくわずかですし、しかも自身の生活に多大な犠牲を伴っていることはあまり表に出ることはありません。

もうすこし正確に言えば、そのような崇高な精神が最初はあったとしても、ウソの病気があまりにも多い、今の劣悪な環境のもとでは、なかなか長続きはしないということなのです。

私の友人も一人、希望と使命感に燃え、無医村医療へと果敢に飛び込んでいきました。確かに最初の2〜3年はやりがいに溢れ、充実した毎日を送っていたようです。しかし、次第に、「忙しすぎて大変である」という悲鳴のような声が私のところにも届きはじめ、そのうちにその声もとだえ、ある日突然、無医村を引き払い、街に戻ってきたのです。そこまでなら、まだよかったのですが、他にもさまざまな事情があったのかもしれませんが、その友人はうつになり、自ら命を絶ってしまいました。

つまり医者が増えても、本当に必要な場所での医者不足の解消には決してつながらないということなのです。もちろん、そんな状況で医者の数だけが増えても、私たち国民にはなんらメリットがないということになります。

それどころか、当然のことながら、医者が増えると、確実に医療費だけは増えることになります。つまり私たちの負担は増えるいっぽうだということなのです。

「しばらくは医者が増えることによって、医療費が高騰するのもやむを得ないが、医者が増え、研究や診療が精力的に行われ、やがては次第に病気が減って、病気になる人が減ってくるとなれば、いずれは医療費も削減できるのではないか」

と、そんな楽観的な考えも机上では成り立ちそうです……。

それが事実なら、確かに一理はありそうです。とはいえ、おそらくそこまで先読みをしながら、政府が政策を考えているようにはとても思えません。仮に善意にとらえ、医者を増やして病気をなくそうという目論見がうまくいけば、それはそれでめでたしめでたしとなるのでしょうが、残念ながら現実には、そうは問屋が卸さないのです。

なぜなら、今までも、医者は増え続けています。しかし、みなさんご承知のように、病気は減るどころか増えるばかりで、病人は増えるいっぽうなのです。もちろん医療費は高騰し続けています。つまり、医者を増やして病気を減らすという目論見が、いかに机上の空論であるかを、歴史はすでに証明しているのです。

いったん医者が増えると、増えた分だけどうしても医療費を増やす必要があります。もちろん若い人がどんどん増え、生産性がどんどん高まっていくという、そんな膨張期にある社会では、当分の間はそれほど問題のないことかもしれませんが、ご承知のように今の日本は、少子・超高齢社会へとまっしぐらに突き進んでいる真っ最中なのです。

医者が増えると、好むと好まざるとにかかわらず、患者の数を増やす必要が出てきます。そのためには、病気の数を増やすのか、病気の（診断）基準を甘くするのかは別にして、いずれにしても、医療消費（パイ）を増やして、増えた医者が生活に困らないようにしなくてはいけません。

とどのつまり、医者が増えると、病気が減ったり、病人が減ったり、そしてゆくゆくは医療費の削減につながるというようなことは、単なる幻想であって、未来永劫《みらいえいごう》にわたってそんな幻想が現実になることはないのです。

むしろ医者が増えると、医療費は高騰し、私たちの負担は増えるいっぽう。また、増えた医者の分だけパイ（分け前）も増やす必要がありますので、病人を増やさなければいけません。

つまりはみなさんの誰かが、「人身御供《ひとみごくう》」よろしく、病人（犠牲者）に仕立てあげられることになってしまうのです。この悪循環が繰り返されるだけです。

ではなぜ、医者不足と世間では叫ばれているのか

そもそも本当に医者は足りないのでしょうか？

今さらながらに大きな疑問です。

「そんなのは愚問である。現に救急医療の現場から医者がいなくなっているではないか！　無医村が増えてきているではないか‼」

——と非難されそうですが、言われるように、見かけ上は医者が足りないように見えるかもしれません。

また、医師不足の根拠に挙げられる「ＯＥＣＤ（経済協力開発機構）」の２００７年のデータを見てみれば、人口１０００人あたりの医師数は日本が２・１人で、ＯＥＣＤ平均の３・１人に比べると、確かに格段に少ないのです。ただＯＥＣＤデータで１位のギリシャ（５・４人）でも、医師不足がさかんに叫ばれていますし、医療費高騰も尋常ではありません。つまり、人口あたり日本の２倍以上の医者がいるギリシャとて、決して理想的な医療の姿を呈しているわけではないのです。つまり、単純に医者の数を増やし

てみてもあまり意味がないということを、このデータは示しているのです。

私も外来診察を担当することがありますが、誤解を恐れずに言いますと、外来患者さんの10人に9人は、おしなべて来なくてもいい人たちです。救急外来の現場も例外ではありません。3次救急を専門にしている特殊な施設は除いて、やはり10人に7〜9人は来なくてもいい患者さんなのです。これが現実です。

「来なくていい」

というのは、もう少し丁寧に言い換えますと、

「来ないほうが得をしますよ」

ということなのです。そのあたりはあとで詳しく述べますが、

「来なくていい」

という意味を、〝医者に拒否られた〟と誤解する人がいるかもしれませんが、決してそういう意味ではないのです。繰り返しますが、来ないほうが圧倒的に、みなさんにとってもメリットが大きいのです。

実際には、眠れない、イライラする、少し寒気がする、少しのどが痛い、微熱がある、便秘、下痢、明日は忙しいから、昼間は仕事で忙しいから、念のために薬をもらいに、足（移動手段）がないから、救急外来なら待たないですむから……、という「トンデモ」な理由で救急車を呼ぶケースなど、なんら珍しくもなんともありません。

しかし、このような訴えを抱えてやってくる患者さんたちも、長い目で見れば、その場でちゃんと、〝医者に拒否られた〟ほうが、本人のためになり、得をするのです。なまじっか診てもらったほうが、損なのです。このことも、最後まで本書を読んでいただければ明快になるかと思います。

仮に、

「今後一切、医者は『ウソの病気』は診なくてもいい、『ホントの病気』だけを相手にすればいい！」

ということにでもなれば、みなさんにメリットがあるだけでなく、きっと医者も忙しくもなんともないと思います。それで生活も十分できるということであれば、医者は機嫌よく快適に治療に専念できるはずです。

しかし現実はそういうわけにはいきません。一つには来るものは拒んではいけないという法律上の縛りが医者にはあるのです。まったくどうでもいいような、とうてい病気とは言えないような状態であっても、つまりどんな些細なことであっても、患者が診察を求めてくれれば、医者はむげに追い返すことができないのです。それは医師法で厳格に規定されているルールなのです（ちょっと難しくなりますが、医師法第19条に「診療に従事する医師は、診察治療の求があった場合には、正当な事由がなければ、これを拒んではならない」と明記されているのです）。

もしも、不用意に患者さんを追い返してしまったとすれば、場合によっては患者さんから訴えられ、裁判で負ける可能性もあります。下手をすれば診療停止、つまり医師免許停止という、とんでもない事態にもなりかねないのです。医者は医師免許があってはじめて医者ができるわけです。医者は、医師免許を取り上げられれば、医者ではなくなってしまいます。という厳しい現実もあり、嫌々ながらも医者は、病気でもない「ウソの病気」の患者さんを診なくてはいけないのです。

つまり、どうでもいい患者さんも診なくてはいけないこともあり、見かけ上、医者が不足しているように見えるだけなのです。

二つ目には、医者は「ウソの病気」をたくさん診なければ生活がままならないという、今の「診療報酬制度（今の日本の医療は、国が料金をすべて決めています。その公定価格を診療報酬点数といいます。1点＝10円）」の問題もあるのです。つまり、一人の患者さんをゆっくりと診るということが許されないシステムになっているのです。じっくりとゆっくりと診ていては、とたんに経営する病院は破産の憂《う》き目を見たり、勤務医なら病院をクビになったりしてしまいます。

したがって、医者は忙しく立ち働かなくては生活ができませんから、余裕のある時は別ですが、どうしても手間ヒマがかかる「ホントの病気」の患者さんや救急患者さんを診る診療科を敬遠しがちにもなります。

そうすると、やはり一見、医者が足りないように見えてしまうのです。なんのことはないのです。医者がホントの病気を丁寧に診るだけで十分生活ができるよう、報酬の仕組み（価格設定）を少し手直しすればすむことなのです。そうすれば、医者不足などはたちどころに解消されるのです。

もちろんそれと同時に、「ウソの病気」に関しては、報酬点数を削減するか、ゼロにする（要するに税金で賄《まかな》うのをやめる。そうすれば私たち国民の負担も軽くなる）か、とにかくなんとかしなくては国の財源がパンクしてしまいます。

「ウソの病気」で医者は大忙し

現に私のまわりを見渡してみても、ヒマな医者はほとんどいないのです。

それは今の日本の医療が「薄利多売」の構造になっているからなのです。一人の患者さんと真摯に向き合い、手間ヒマかけて丁寧に診察を行い、できるだけダメージ（副作用）の少ない治療手段を探りながら、慎重に治療を進めていく。あわせて自己治癒力を高めるために、患者さんに自分でできることをきっちりと教え、その励行をうながすというような、まさに理想的な医師をやっていてはNGなのです。

でも、国民にとってはもちろん、このNGとなる医者こそが本当はありがたいのです！

しかし、国民にとってありがたく、強く望まれる医者の姿には、どういうわけか政府は「NO」を突きつけているわけなのです。

つまり、ここが非常に肝心なところなのですが、みなさんがよしとする医療と、政府がよしとする医療は、どうしても相反するということになってしまうのです。

今の日本の医療は、効率が何よりも優先されるのです。つまり質より量（数）が評価される世界なのです。たとえば、

「どのように手術をしたか？」

というよりも、

「どれだけの手術をこなしたか？」

が、評価され、

「どのように薬を処方したか？」

というよりも、

「どれだけの薬を処方したのか？」

が、評価される、大変いびつで理不尽なシステムなのです。

よくよく頭を冷やして考えてみれば、これ、けっこうあぶないシステムだと思われませんか？

丁寧に診るよりも数を稼ぐ、そうしなければ、なかなか生活を維持することさえ難しいという、とんでもないありさまなのです。

数をこなせば、もちろん忙しいに決まっています。したがって、忙しくなければ数をこなせていないわけですから、とたんに病院の経営が悪化してしまいます。

つまり、病院やクリニックを健全に経営していくためには、できるだけ手間ヒマのかからない患者さんのほうがありがたいということになります。そうでなければ、なかなか数をこなせません。それはみなさんも容易に想像がつくと思います。したがって、ほとんど命には別状のない、そして素直に検査を受け続けてくれて、薬を飲み続けてくれる、そんな患者さんほどありがたいのです。

つまり、手間ヒマのかかる効率の悪いホントの病気は、ありがたくないのです。

ありがたい病気の例をほんの少し、具体的にその病名を挙げると、

「高血圧」

「2型糖尿病」

生活習慣病の医療費（2004年度）

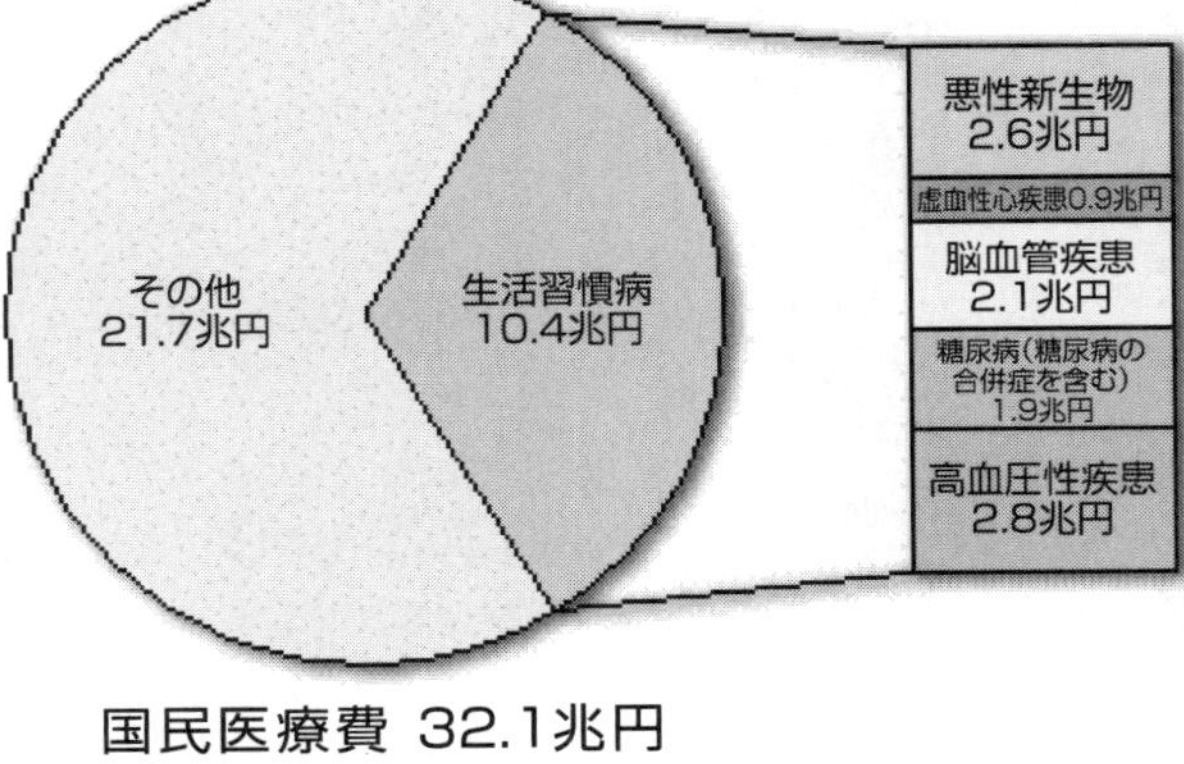

「人口動態統計」（2004年）を合わせて試算したもの。
糖尿病ネットワークhttp://www.dm-net.co.jp/calendar/2007/06/005835.php

たとえば今、医療費の約1／3が生活習慣病関連に費やされていますが、その中の悪性新生物（がん）を除けば、ほぼすべてが予防できるし、早期の段階で自分で治せるものばかりです。したがって、ほぼ8兆円は無駄に費やされているということになります。そのほかにも風邪、消化器疾患、不眠症、抑うつ、便秘、腰痛、膝痛、アトピー、ぜんそくなどに費やされている医療費を割愛できるとすれば、どう少なく見積もっても医療費の半分以上は簡単に削減できるということは、誰の目にも明らかです。

「脂質異常症（高脂血症）」

あるいは、

「メタボリックシンドローム」

「不眠症」

……となります。

血圧が少し高い人、血糖値が少し高い人、中性脂肪やコレステロールが少し高い人、お腹《なか》まわりが少し大きい人、少し寝つきの悪い人など、ちょっとまわりを探しただけでも、そんなありがたい病気の患者は、今やごまんといます。40歳を過ぎれば、ほとんどの人が、健診でそのいずれかを指摘されるくらいなのです。もちろん彼らは元気で、当分の間、めったなことでは死にそうにもありません。

しかしながら、高血圧、糖尿病、脂質異常症（高脂血症）、メタボリックシンドローム、あるいは不眠症などという、「たいそうな病名」を付けられ、まんまと病人に仕立てあげられていきます。

そうすると、本来は病気と言えないものまでもが、一応はれっきとした病気ということになってしまいますので、降圧剤、血糖降下剤、脂質異常治療薬、睡眠薬などを、堂々と処方でき、しかも検査も堂々と定期的に何度でも行うことができます。

つまり、こういったありがたい、元気でなかなか死にそうにもない患者さんを数多く確保しておくだけで、病院やクリニックの経営は非常に安定します。したがって、元気で死にそうにないありがたい患者さんは、どこの病院やクリニックでもひっぱりだこになります。

いっぽう反対に、明日の命もどうなるかわからないホントの病気は敬遠されることになります。

医者はどんどんと、このようなありがたい患者さんを囲い込むことにやっきになり、どんどんと忙しくなっていくわけなのです。

しかして、世の中には、時間に余裕のある医者は絶えていなくなってしまうということになるのです。

人は、時間の余裕がなくなると、心の余裕もなくなり、新しい発想もできにくくなり、頑迷になってくると言われています。というわけかどうかは定かではありませんが、特に医者は、優秀なわりに、頭の固い人がやたら多いのではないかと、そんな印象を常々もっているのですが、それは単なる私の思い込みなのでしょうか……。

医者はホントの病気を置きざりに

となれば、真っ先にしわよせがくるのは、がんをはじめ、命に直接かかわってくるような「ホントの病気」を抱えた患者さんたちなのです。がんをはじめとしたホントの病気は、治療に非常な手間と労力を必要とします。

つまり「効率とはまったく無縁の世界」なのです。

がんに限らず、ホントの病気の治療は、なべて非効率きわまりない世界です。「感染症（伝染病）」のように、細菌やウイルスに感染することが原因で発症するというような単純なものではなく、ホントの病気の原因は、

- 運動不足
- 食生活の乱れ
- 過労

● 心労
● たばこ
● アルコール
● 薬の飲みすぎ

……ｅｔｃ．と、多岐にわたりますし、各人によってそれが占めるウェイトもさまざまです。

そのため、たとえ同じ病名であったとしても、その病状はケース・バイ・ケース、いっそのこと別の病気と考えたほうがいいくらい、個人差がとても大きいものなのです。それを同じ病名だからといってまったく同じように、たった一つの方法で治そうという発想自体が強引すぎるような気がします。

したがってそんな強引な治療法は、往々にしてうまくいく場合はほとんどなく、ちゃんと治癒を目指すには、個人個人によってさじ加減を微妙に変えながら、できるだけ副作用を避けながら、さまざまな治療方法を試していく必要があります。あわせて、自己治癒力を高めていくことも不可欠ですので、患者さんには、自身でできることをしっかり教えてあげる必要があります。

……と、言葉で書くと、あまり難しそうに聞こえないかもしれませんが、感染症の場合のように、

「抗生物質を飲めばいい」

とか、

「ワクチンを接種すればいい」

とか、病名によって治療（予防）方法が1種類に決まってしまい、しかも1つの治療方法、1つの特効治療法があるというものではありません。したがって、一人の患者さんを診るということは、それは、とてもとても大きなエネルギーが必要な作業なのです。……実際にやってみると、それはそれはけっこうな手間がかかることなのです。

ですから、そこまで手間ヒマかけても、それほど評価もされない、あまり理解もされないのであれば、誰だって敬遠したくなるのは当然のことです。これは言い訳に聞こえるかもしれませんが、医者にとっては切実なことなのです。

おまけに、手間がかかるうえに、リスクも伴います。なぜなら、おしきせのマニュア

ル治療ではなく、個人に合わせてオーダーメードの治療を行うということは、原則的には標準治療*（マニュアル治療）にはこだわらないということになります。つまりすこし変則的な治療も、患者にとって必要と判断すれば、躊躇《ちゅうちょ》なくやってみるという決断も勇気も必要になってくるのです。そうなれば、患者さんやその家族とのコミュニケーションをしっかりと密に取りながら、試行錯誤していく必要があります。仮に意思疎通がうまくできていなければ、リスクを顧みず、患者さんのためによかれと考え、あえて変則的な治療にチャレンジしてみても、逆に訴訟の火種にもなりかねないからなのです。

だったら、

「面倒くさいから、標準治療だけで、お茶を濁しておこうかな」

という安易な選択肢を取っておいたほうが無難といえば無難だということになりま

＊　標準治療　標準的な人がいると仮定して、その標準的な人に効果があるであろうとされる治療法。いちおうそれなりにエビデンス（根拠）はあるものの、個人によく効くかどうかの保証はない。したがって、治療水準のベースになるこの標準治療を踏まえながら、さらに個人に合ったさじ加減を加える（オーダーメード治療と呼ぶ）のが理想の治療法と言えるのだが、昨今はさじ加減のできない医者が多くなっているのが問題となっている。

す。報酬も変わらないのですから、そのほうが、時間のロスもなく、はるかに効率的なのです。

つまり、たとえホントの病気であっても、個人差を考えることなく、ただただ標準治療どおりに、なんら工夫を加えることなく、ごくごく単純に手術をしたり、放射線をあてたり、きまりきった薬剤を投与するだけなら、それほどリスクもなく、非効率でもないのかもしれません。ただ、それでは治癒率はいっこうに上がりませんし、進歩も望めません。それは患者さんが望んでいる医療とは程遠いものとなります。もちろん医者としてのやりがいは最低・最悪です。

多くの医者は、治癒率の低い、あまり儲《もう》けにもならない、そしてリスクも高い、それでいて、やたら手間ヒマのかかる「ホントの病気」は、どうしても敬遠しがちになってしまいます。

本当は丁寧に診てあげなくてはいけないと、そうすれば治癒率も上がるはずだと、きっと良心の呵責《かしゃく》にさいなまれながらも、そのジレンマの狭間で、現実にはなかなか理想どおりには振る舞えなくなってしまうのでしょう。

となれば、日本の医療の行く末は、私たちの願いとはうらはらに、ますます暗澹《あんたん》たるものになっていくことは間違いありません。

つまり政府がやろうとしている政策、すなわち医者を増やして医療危機を乗り切ろうという企《たくら》みは、どう考えてみてもいきあたりばったりの浅知恵と言うほかはありません。

なぜなら、ますます「ウソの病気」が増えるいっぽうで、ますますホントの病気の影が薄くなっていくいっぽうだからです。

第二章　恐ろしいウソの病気

ウソの病気が多すぎる

先ほどから何回か登場していますが、この「ウソの病気」というネーミング、ちょっとふざけた言い方に聞こえるかもしれませんし、反感を覚える方がいらっしゃるかもしれません。しかし、ここがこの本の一つの大きな核心なのです。私としてはいたって大《おお》真面目《まじめ》なのです。

軽い病気とかちょっとした病気という言い方では、インパクトに欠け、生ぬるいのです。それでは決して真意が伝わらないと考え、あえて、そのままのとおり、

「ウソの病気」

と私は呼んでいます。

ところで、そもそも病気に、「ウソの病気」と「ホントの病気」があるのか？

――きっとみなさんは、そんな根本的な疑問を抱かれているかもしれませんが、幸か

不幸か残念ながら、現実には病気にはウソとホントがあるのです。

そして、その違いをなかなか見分けられないようにしながら、ウソの病気がじわじわとうまく広がっているところが、このウソの病気の恐ろしいところなのです。

ウソの病気を改めて定義するとすれば、

「医者がかかわってもかかわらなくても自分で治せる病気」

のことを指します。メタボリックシンドロームなどがその典型ですが、すこし知識と智慧があれば、実は誰でも十分自分の力で治すことができます。したがって、「医者を必要としない病気」ということになるのです。だからニセ病《やまい》です。昨今は困ったことに、どんどんこの「ウソの病気」が増え、社会に蔓延しているのです。あたかもメタボリックシンドロームがホントの病気だとみんなが錯覚を覚えるほど、その蔓延の手立ては巧みなのです。

いっぽう、ホントの病気というのは、「医者がかかわらなくては治らないか、医者がかかわると格段に治る確率が高まる病気」のことを指します。その典型はがんや難病なのですが、まさに医者の本領が発揮される病気ということになります。

言い方を換えますと、

●ウソの病気とは——命になんらかかかわらない病気
●ホントの病気とは——ややもすれば命に直結してしまう病気

そんなふうに区別すればわかりやすいかもしれません。

たとえば「風邪ひき」などもウソの病気の典型ですが、鼻水が出て、のどが痛くて、微熱があって……という、風邪ひきの患者さんは、どんな季節にでも出没する、外来患者のほとんどを占めるくらいの定番です。

「わざわざ病院まで来て大変だなぁ〜」

と思いながら、私たちは診察をするわけなのですが、もちろん医者の治療を受けなくても、数日もすればおのずと完治するものです。つまり、わざわざ病院やクリニックくんだりまで、ご足労をおかけしなくても済むものなのです。

ということくらいは、言われなくても患者さん自身がよくよくわかっているはずだと思います。風邪ごときが、まさか命にかかわると思って受診している人はいないでしょう。きっと、病院やクリニックに行くまでもないとは、患者さんも心の中では思っているのではないでしょうか。

それなら、

「わざわざなぜ受診するのか？」

という疑問を抱いてしまうのですが、病気と名がついたものは医者に任せればいい、病気は医者や薬で治すのが当たり前などなど……、というような習性がきっと身についているからだと思います。いったん身についた習性というものは、なかなか直らないものなのかもしれません。

もちろん、

「風邪は万病の元」

という言葉が、頭の片隅にあるのかもしれませんが、

「だから医者や薬に走りましょう」

というのは、それこそ大いなる勘違いなのです。「風邪は万病の元」という教えそのものはもちろんまったく間違いではありませんが、ですから、無理な生活習慣を改め、自助努力をして健康増進に努めましょうということなのです。

もちろん、メタボリックシンドロームとて同じことです。メタボリックシンドロームのそもそものはじまりは、内臓に脂肪がたまることです。

なぜ内臓に脂肪がたまるのか?

何も難しくありません。食べすぎて運動しないからです。それ以外に原因はありません。ということは、食べすぎをやめて、適度に身体を動かせば、メタボリックシンドロームははじまらない、つまりメタボリックシンドロームにはならないということなのです。

たったそれだけのことなのです。

しかし、メタボリックシンドロームなどという難しそうなネーミングをするから、「さも立派な病気だ」と、みんなが勘違いしてしまうわけです。病気となれば、反射的に、医者と薬、ついでにクリニックということになりますから、話は大層になってしまうのです。

そもそもメタボリックシンドロームは、「ただの食べすぎ＋運動不足」なのですから、実態に合わせて、

「ただの食べすぎ＋運動不足」

というネーミングにしておけば、誰も病気と錯覚することもなく、

「だったら食べすぎをやめて、すこしは身体を動かさなくちゃ」

と思うだけで、すむのです。そうすれば、医者が忙しくなることもなく、医療費が高

騰することもないはずです。

9割の診療は無駄

我ながらなかなか大胆ですが、この「9割は無駄」というのが実情なのです。

つまり、外来診察をやっていて、

「よし！　俺たち医者の出番だな」

と思う患者さんにめぐり合えるのは、10人に1人ということになってしまうのです。

正直言って医者たちも、

「いったい俺たちは何をやっているんだろうか」

と、ふと我に返り、しばし疑問を覚えることもあるのですが、薄利多売の今の医療システムを是とするならば、現状に甘んじるよりほかどうしようもないという結論に達してしまいます。

ジレンマしきりの心中なのです。

ウソの病気の患者さんは、先ほども言いましたように、医者がかかわってもかかわら

医師１人あたりの年間外来患者件数と１回の医療費

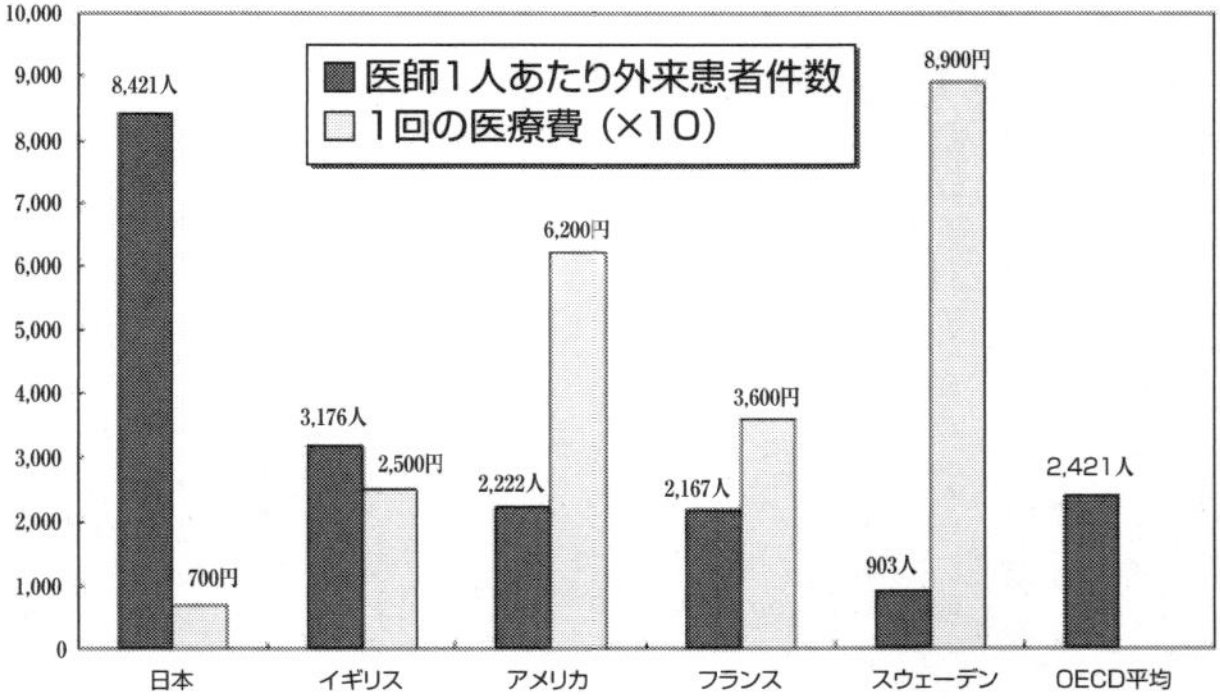

出所：医療制度研究会

なくても結局は治るわけですから、私たちの診察は、患者さんにとっても医者にとっても、無駄な時間以外の何物でもないということになります。

もちろん言うまでもなく、看護師さんや受付の方たちも同様に、無駄な時間を費やしたことになりますし、大いなる税金の無駄遣いとも言えるのです。

誤解を承知でありていに言えば、今の日本は、医者が費やす時間、あるいはエネルギー、それにまつわる諸経費の、実に

９割は無駄になっている

という計算になります。

それで医者が不足している云々《うんぬん》はないんじゃないでしょうか？

というのが私の正直な気持ちです。

ＯＥＣＤのデータも、もちろん非常にけっこうなのですが、その前にしっかりと目を見開いて、足元の現状を見直してみる。まずはそれが先決じゃないでしょうか。そんなふうに政府には言いたいところです。それこそ今の政府の存在自体が税金の無駄遣いではないかと、素直な私なら思ってしまうところですが、ぜひみなさんのご意見も承りたいところです。


ホントの病気だけでも、本気で丁寧に診るとなれば、それなりに時間がかかるはずなのですが、おまけに数を稼ぐためにウソの病気もたくさん診なければいけないということになれば、どうしても医者は、やたらと忙しくなってしまいます。

現に大病院の待合室などは、いつも患者さんでごったがえしています。これも、ホントの病気の患者さんの数は少なく、むしろウソの病気の患者さんが大挙して押し寄せてくるわけですから、当然のこととして待合室は混雑するに決まっています。

したがって、

医師１人あたりの年間外来患者件数

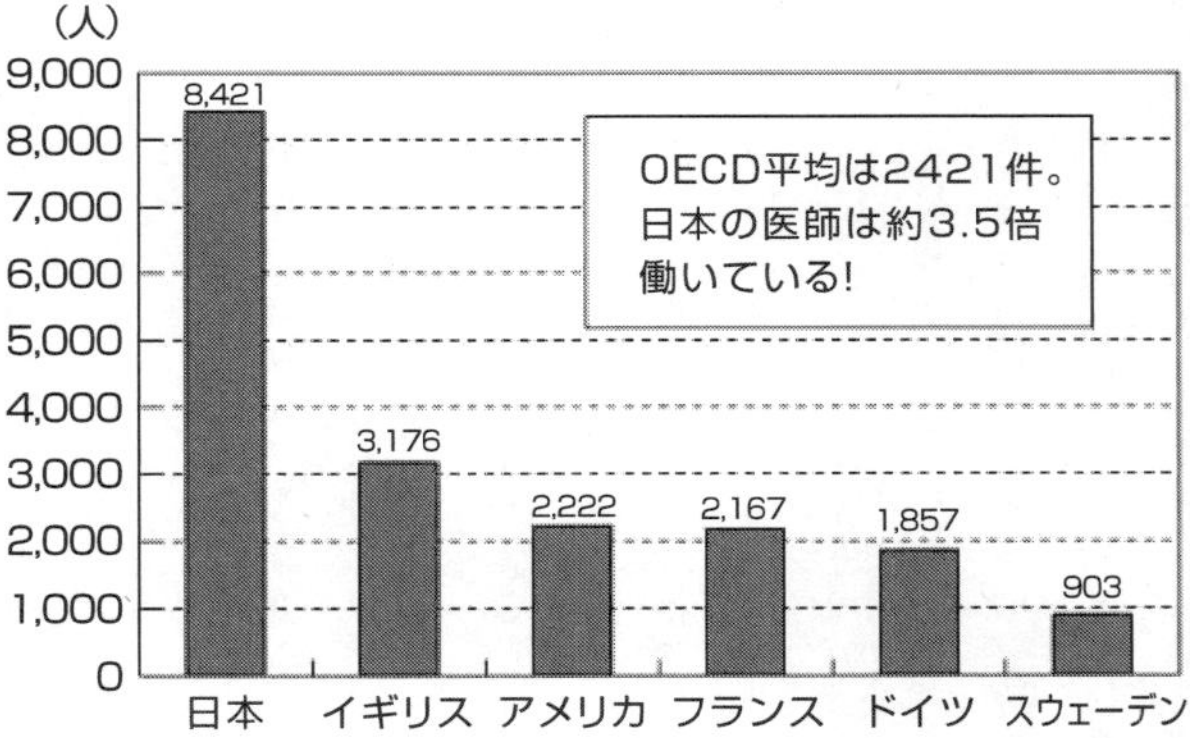

財務省資料に提示されたデータ（1998年）

１回あたりの医療費

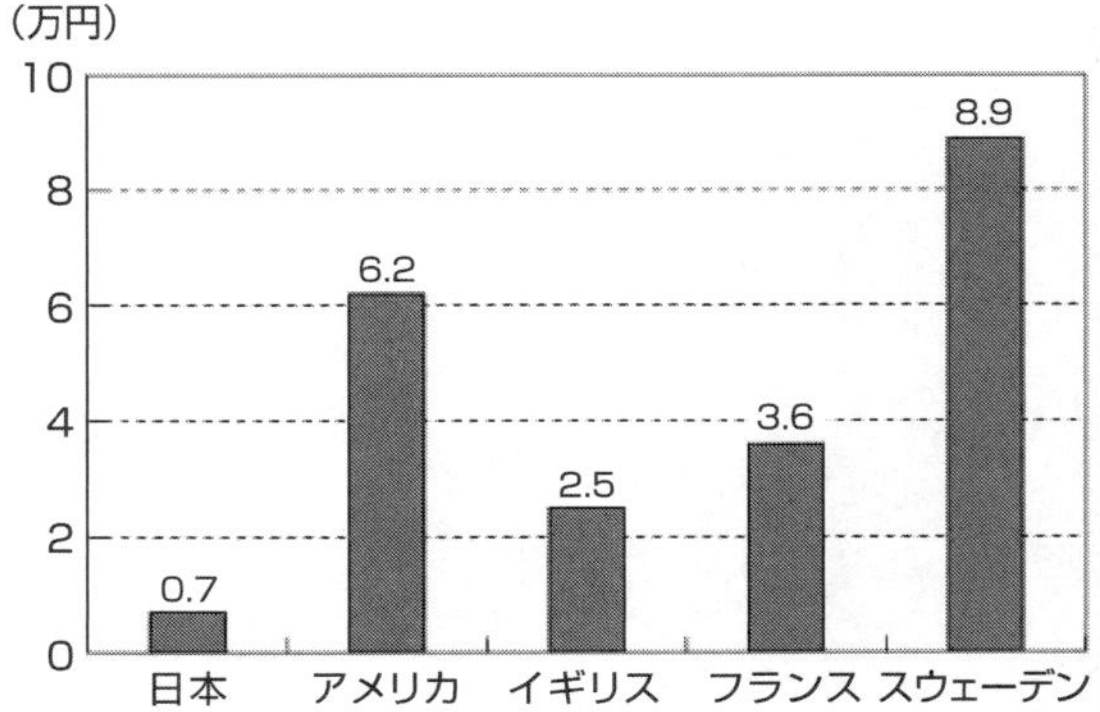

出所：医療制度研究会

※73ページ上図をよりわかりやすく記します——

「3時間待ちの3分診療」

などと、皮肉まじりにブーイングされる、そんな由々しき状況になってしまっているのが今の日本の医療なのです。しかし、それは是非もないことなのです。

あまりの忙しさのため、精神的にまいってしまう医者も最近では少なくありません。さばいてもさばいても、際限なく次々と仕事がやってくる。これほどの地獄はありません。

しかも、やりがいがある仕事で忙しいのではなく、単にウソの病気の患者さんをさばくのに忙しすぎる、そのストレスたるや強烈なものがあります。先ほども私の友人の例を出しましたが、燃え尽きてしまって、中には自ら命を絶ってしまうという、そこまで追い詰められてしまう不幸な医者も決して稀《まれ》ではありません。

「ゆっくりと患者さんを診る時間が持てない、じっくりと患者さんのことを考える余裕がない、医者としての本領が発揮できない、自分らしい医療ができない……、しかし、押し寄せてくる目の前の患者さんを時間内にさばかなくてはいけない」

と思い悩む生真面目な医者も案外に数多くいるのです。

そんな医療環境で、医者にかかる患者さんも、とんだとばっちりということになります。

ここ最近、ウソの病気の患者さんが急増しているような印象を受けます。特に特定健診が義務化されてからは、9割どころか、さらに多くの患者さんはウソの病気ではないかと、個人的にはそんな印象すら強く受ける今日この頃です。

ホントの病気の中に、ウソの病気がほんの少しまじっている程度であれば、あまり問題にもならないでしょうし、むしろかわいいくらいなのですが、ウソの病気が9割以上も占めるとなれば、日常診療にも支障が出てきます。これは決して捨て置けない事実なのです。

もうそろそろ日本の医療も、ウソの病気とホントの病気を真剣に「仕分け」なければいけないタイムリミットに差し掛かっているのではないでしょうか。

ホントの病気、ウソの病気

ホントの病気を挙げてみますと、

● がん
● 小児がん
● 難病（難治性疾患、その克服事業臨床調査研究分野１３０疾患のほとんど……詳細は難病情報センター www.nanbyou.or.jp/top.html）
● アルツハイマー病
● 救急疾患（脳出血、クモ膜下出血、脳梗塞、心筋梗塞、重症外傷……）

などですが、患者さん一人の力では治すのがなかなか難しく、患者さんと医者（たち）が対等にタッグを組んで、協働で真剣に取り組んでいかなければ、治癒させるのが難しい病気を指します。

これらの病気を治癒に導くに際しても、もちろん自己治癒力も不可欠です。しかし自己治癒力を強化するだけでは間に合わないことも、往々にしてあるのがホントの病気の特徴の一つなのです。そんな場合にこそ、医者のプロフェッショナルとしての本領が発揮されるわけなのです。医者がいてよかった、医者のおかげで命拾いしたという、医者冥利の原点をそこに見出すことができるのです。

いっぽう、おおよその見当はつくかと思いますが、どんな病気がウソの病気か、その代表的なものを具体的に挙げてみましょう。

メタボリックシンドローム、高血圧、肥満症、2型糖尿病、脂質異常症（高脂血症）、風邪、痛風、抑うつ、不眠症、喘息《ぜんそく》、アトピー、慢性便秘、慢性頭痛、腰痛、膝痛……（基本的にはホントの病気以外）になります。

いずれも命のやりとりを迫られるものではなく、予防も可能で、仮になってしまったとしても、的確な知識と簡単なアドバイスさえもらえれば、誰でも十分自分自身の力で元に戻ることができるものを指します。

ウソの病気を、もうすこし文学的に表現すれば〝喜劇の病気〟と呼ぶことができます。容易にイメージできるかと思いますが、決して悲劇のヒロインの病気にはなれないものです。

「ウソの病気は自分で治せる」などとそんなに簡単に言うけれど、インスリンを毎日打つほどまでに進んでしまった糖尿病（2型）なんかだと、自分で治すのは難しいのではないか？

高血圧にしても、いったん降圧剤を飲むほどになってしまえば、ずっと薬を飲み続けなければいけないんじゃないか？

などなど、いろいろご異見もおありかと思います。

確かにウソの病気とて、自分で治すには自助努力が要りますし、すこし時間もかかるかもしれません。なにもほったらかしで治ると言っているわけではありません。しかし、それでも所詮《しょせん》は自分で治せる範疇《はんちゅう》なのです。

次に述べるホントの病気に比べると、まったく趣が異なります。将来はどんどんとホントの病気が少なくなってくるでしょうが、少なくとも今は、ホントの病気とウソの病気とは深刻度が百八十度違います。

ちなみに、ウソの病気が〝喜劇の病気〟と呼べるのに対して、ホントの病気は往々にして〝悲劇のヒロイン〟の題材になるものととらえればイメージがしやすいかと思います。

もっとも、このウソの病気とホントの病気の線引きが、時代とともに変わっていくのは言うまでもないことです。

その端的な例が、みなさんもよくご存じの〝肺結核〟です。かつては死に至る病として非常に恐れられていました。その頃は、悲劇のヒロインがなる病気の定番となっていたくらいなのです。しかし今は、その座を白血病やがんに譲って久しくなっています。つまりかつては「ホントの病気」であって恐れられていた肺結核も、今や「ウソの病気」になってしまったということです。

結核以外にももちろん、今日はホントの病気であっても、明日はウソの病気になるものもたくさんあると思います。またそのようにホントの病気を撲滅していこうと、医者は日々努力しているのです。

9割の病気はウソの病気

ではいったい、このウソの病気、果たしてどれだけの数に上るのでしょうか。その数が微々たるものであれば、あまり問題にはなりません。したがって医者不足や医療費の高騰を引き起こしたりすることもないでしょう。

そのおおよその概算ですが、統計の取り方によっても若干の違いはあるでしょうが、ホントの病気の患者さんはおおよそ百万人単位、最大で数百万人を超えることはないと言われています。これは、病気の種類の数は多いのですが、患者数が少ない病気もたくさんあるからです。特にいわゆる難病（難治性疾患、130種あります）などは患者さんの数が少ないので、あまり研究も進まず、製薬会社も興味を示さず（儲からないから）、どちらかと言えば、置き去りにされる傾向にあります。

いっぽうのウソの病気の患者さんは、ごまんといます。人口の半数は超えていると言われているほどなのですから、数千万人くらいにはなるかと思います。

したがって、ウソの病気の数は、ホントの病気の数の約10倍、つまり病気全体の約9割はウソの病気だということになってしまいます。

これは実に由々しきことです。医者がかかわってもかかわらなくても治ってしまう病気が全体の9割を占めるということなのですから——。

どうりで医者は忙しすぎて、まともに研究や勉強もできない、そのうえ医療費はうなぎのぼりに増えていく、自然と言えばごく自然の成り行きだと言わざるを得ません。

9割の病気がウソの病気であるというこの数字は、私が外来で、実際に数えてみた結果ともよく符合しますが、おそらく実態とも大きくかけ離れていないはずです。

となれば、この異常な実態を放置したまま、医療改革の議論をしてみても、あまり意味を持たないのではないかと私は考えます。なぜなら、9割の医療が無駄だということにもなるわけですから、医者が不足している、医療費が高騰していると、やかましく問題提起してみたところで、この問題提起そのものが実態のないものだということになります。

よけいな仕事をし、よけいなことにお金を費やしているわけなのですから、現状自体が問題です。

9割もウソの病気が席捲《せっけん》している現状を変えることなく、ただただ医者を増やしてみても、あるいは小手先程度に制度をいじってみても、焼け石に水、大海の一滴――、あまり期待できないのではないでしょうか？

みなさんのご意見もぜひうかがいたいと思います。

ニセ病が諸悪の根源

そろそろみなさんの頭の中では、医者不足、医療費高騰、そして医療の質の低下の本質が浮き彫りになってきたのではないでしょうか？

そうなのです。一言で言うと、ウソの病気、ニセ病が多すぎるのです。その多すぎるニセ病の診療を、医者が断れないという現実が諸悪の根源なのです。

10人に9人がニセ病なのですから、ここはひとつ、みんなで原点に立ち返ってみるのはいかがでしょうか？

原点とは、自分で治せるものは自助努力して自分で治すこと。それが自然で当たり前だと私は考えます。しかもメリットもあるというのですから、乗って損はない話だと思うのです。

もちろん、万が一、自助努力しても自分の手に負えない時は、医者と協働で治していく。

つまり医者は今後一切、ウソの病気は診なくてもいいということになれば、どうなるでしょうか？　あるいは今後一切、医者はウソの病気を診てはいけないということにでもなれば、どうなってしまうのでしょうか？

きっと今の医療は大きく様変わりするはずです。

そうなれば、医者不足、医療費高騰、そして医療の質の低下も、すみやかに改善されることになるはずです。

私たち国民が、どう動けば自分にも社会にもメリットがあるのかが、すこしは明確になってきたかと思います。

ウソの病気はホントの病気を駆逐する

ウソの病気が大勢を占め、しかも医者がウソの病気の診察を拒めないという、この由々しき現実は、みなさんが想像する以上に社会に影を落としているのです。

しかしこの影は、自分自身か、もしくは身内がホントの病気にでもならなければ、あまり実感できないのかもしれません。なぜなら医療現場にみなさんはなじみがないからです。所詮は他人事として、あまり共感を呼ぶことはないのかもしれませんし、たまにメディアで取り上げられることはあっても、その由々しき現状をなんとかして変えなくてはという機運までには、残念ながら、なかなか高まることはありません。

救急医療現場などはその典型だと思います。救急車で訪れる患者の多くは、救急車で今来る必要のない人たちです。しかし医者はなかなかそういう人たちでもムゲに断ることができません。そんな人たちで救急外来がいっぱいになってしまうと、今度は命にかかわるホントの病気の患者さんは、行き場を失い、たらいまわしの憂き目にあってしまうのです。

たらいまわしの結果、患者さんが犠牲になると、もちろんメディアは大々的に取り上げます。そして救急搬送システムが悪いだとか、救急医が足りなさすぎるだとか、そんな議論を喚起し、世間もそれに同調します。

中には救急車を有料にすればいいのではないかというヒットな意見もたまには出ることもあるのですが、ほとんどはそれまでです。議論の末に、気運が高まって、根本的に仕組みを変えていこうということにまでは発展しないのです。

したがって、絶えることなく、たらいまわし事件は、きっと明日も繰り返されることになるのです。

救急外来からウソの病気を排除する手立てを早急に考えて実行しないと、いくら救急専門医を増やしてみたところで、よりいっそう数多くのウソの病気の患者が救急外来に溢れることになるだけなのです。

ウソの病気は自分でも十分治せる病気なのですから、乱暴な言い方をすれば治療法などはあってもなくてもいいわけです。実は本当に治しているわけではないのですが、わかりやすい対症治療法を1つに決めておきさえすれば、患者の数をさばくにはもってこいなのです。

たとえば、糖尿病などはいい例です。

標準治療（マニュアル治療）をいったん決めてしまうと、非常に効率的にことが運びます。誰もが何も考えることなく同じ治療をすることができますし、さじ加減など面倒なことはまったく要りません。

しかも1つに決まった治療方法ですから、たとえそれで患者さんの具合が悪くなったとしても、訴えられることは絶対にありません。なぜならお上（学会）が決めたとおりに治療を行っているだけなのですから、訴えるとすれば、その相手はお上（学会）だという話になり、個人の医者にはお咎《とが》めは一切ありません。したがって安心して数をさばくことに専念できるのです。

今はまさに標準治療が大はやりなのです。書店の医学書のコーナーには、たくさんの標準治療のガイドブックが並んでいますし、それについてのＤＶＤまで多種販売されているくらいなのです。

ただ、そうすると医者のほうも大変なのです。種類も多いので、いろんなマニュアルが必要になってきますし、それを取り揃えるのに忙しくなってしまいます。医者の仕事は、患者さんを診ることじゃなくて、マニュアル本を見ること、取り揃えることになってしまっていると言ってもおおげさではありません。医者は患者さんを診て学ぶわけではなく、マニュアル本を見て学ぶことになります。

もう少し正確に言うと、患者さんの検査結果とマニュアルを照らし合わせ、マニュアルのとおりに治療を行うというのが、一番賢明な、医者としての正しい振る舞いなのです。したがって、賢明な医者はマニュアルどおりに治療を進めていくのです。

もちろん検査も大はやりとなります。

医者の仕事は、患者さんを診るのではなくて、検査をオーダーすることになっていると、陰ではささやかれているゆえんなのです。

というのが昨今の風潮となり、今では検査やマニュアルが大はやりに、そうこうするうちに、ホントの病気にも検査やマニュアルがはやりだし、患者さんを診ない、患者さんの声を聞かない、患者さんの顔色も見ない、患者さんに触れない……、ただただ検査結果を表示する電子カルテの画面を眺めながら、その検査結果に合致する病気の治療をマニュアルどおりに指示することになるわけです。

したがって、正しい治療の判断基準とは、マニュアルどおりかどうかであって、患者さんが治るか治らないかではないことになってしまいます。つまり結果よりも方法だけが優先される、そんなおかしな医療に今の日本は変貌しているのかもしれません。

退屈極まりない、こんな単純作業が医者の仕事であれば、誰が本気でやりがいを感じ、使命感を持って仕事に臨むでしょうか？　あまりにも標準治療が幅をきかせすぎてしまうと、結局は自分で自分の首をしめてしまうことになるのではないかと、私などは危惧《きぐ》してしまうのですが、偉い先生方は何を考えておられるのか、理解に苦しむところなのです。

単純な標準治療など、それこそ正確無比なコンピューターにでもやらせればいいのでは？　コンピューターであれば、私のように退屈することもなく、淡々と任務をこなしてくれるでしょう。

医者の醍醐味《だいごみ》はやはりなんといっても、個人個人の違いを踏まえたうえで、さじ加減を駆使しながら、いかに患者さんを治癒に導くかという、その妙味につきるのではないでしょうか。

正しい医療というのは方法の如何などではなく、あくまでも患者さんの治癒という結果そのものだと私なら考えます。患者の立場になってみればそれは明らかです。

正しい治療を受けて命を落とすのと、正しくない治療を受けて命拾いするのと、みなさんならどちらを選びますか？ というだけのことなのです。

滅ぼされる名医

こんなに標準治療が大はやりになってしまいますと、医者はマニュアルどおりに治療をすることが当たり前であるというような、誤った風潮といいますか、少なくとも私にとっては困った常識が根付いていきます。

また、そういうような教育を医学部でやってしまいますと、標準治療が当たり前で、標準治療でしか治療のできない困った医者も増えてくるというのも自然な成り行きです。

よく聞かされる話なのですが……、がん患者さんが、副作用がきつくて治る見込みがほとんどない標準治療を受けるくらいなら、いっそのこと治るか治らないかはわからないけれども副作用がない変則的な（標準治療ではない）治療方法を受けてみたいとリクエストすると、たいていの主治医は、正しい治療法すなわち標準治療でなければ私は行いませんと言い放ち、患者さんのリクエストを拒絶してしまいます。それでも患者さんが懇願すると、

「それなら今後一切、私は診ませんので、他のお好きな病院へ行ってください」

と、さじを投げる始末。

でも、よく考えてみてください。治る見込みのほとんどない治療であれば、いくら標準治療だとしても、その治療をやる意味はあまりないのではないでしょうか？　しかも苦しい副作用が待っているというのですから……。だとしたら、治るか治らないかはわからないけれども、治った人が確実にいるという治療法があり、しかも副作用がないというのであれば、少なくとも試してみたいと考えるのがふつうの人間です。

きっとこの主治医も、自分や自分の家族が、この患者さんと同じ立場になってみれば、目が覚めると思います。

誰でも崖っぷちに立たされれば、治る可能性のある治療法があるのなら、たとえそれ

がどんなに変則的で評価が定まっていない方法でも試してみたいはずです。この主治医は、頭がマニュアル化されてしまっているかもしれません。

「正しい治療≒標準治療（マニュアル治療）」

そして「標準治療以外に治療手段はない」と、そんな激しい思い込みに陥っているのだと思います。この主治医も標準治療教育の犠牲者の一人と言えるかもしれません。つまりウソの病気の犠牲者の一人と言えなくもありません。

もちろん昨今は、患者さんの多くは賢明ですから、こんな理不尽な主治医に嫌気がさして、別の医者をおとずれることになると思います。そしてその別の医者は、副作用のある標準治療は避け、柔軟にも変則的な治療法を次々と提案し、結果として患者さんが治ったとしましょう。

もし、先の主治医か、あとの別の医者か？　どちらの医者が名医（良医）かと問われれば、もちろん後の医者を名医と呼ぶべきでしょう。それにはみなさんも異存はないと思います。

ところが仮に、別の医者が、変則的な治療法を次々と提案し、一生懸命試してみたにもかかわらず、不幸な結果に終わってしまったとした場合、果たしてこの別の医者は、それでも名医と言えるでしょうか？

もちろん私は名医（良医）と呼びます。なぜなら、標準治療にこだわることなく、患者さんの目線で、患者さんが治ることを考えて、いろいろと試行錯誤している姿がまさしく患者さんの望む医者の姿だと考えるからです。

そしてまた、そういう柔軟な姿勢を続けている医者であれば、確かにこの患者さんの場合はたまたま不幸な結果に終わったかもしれませんが、トータルで考えると、きっと治癒率は先の主治医よりもはるかに優るはずだからです。

しかし、世間はそうは考えないものなのです。変則的な治療をしたから失敗したんだ。標準治療をしなかったからいけないんだ……必ずそんな風評を立てる輩《やから》が出てくるのです。そしてつまらないメディアがその風評に食いつき、拍車をかけることになり、名医にとどめを刺すことになるのです。

いっぽうで、逆に標準治療をやっていて患者さんが亡くなっても、誰も何も文句は言いません。しかたがないなということで一件落着となってしまいます。ところが、患者さんのためを思い、標準治療がだめなら、新しい治療法をと、さまざま探り、それを試し、それでもだめなら、さらに新しい治療法を模索して、さらに試していくという、そんな真摯な姿勢はＮＧとなってしまうのです。

下手をすれば、裁判沙汰になってしまうことも少なくありません。裁判はもちろん、標準治療、いわゆるお墨付きの正しい治療に則《のっと》って治療をやったかどうかが争点になります。しかも証人や参考人はなべて、標準治療を考える側の権威筋の偉い先生方ばかりなのです。バランス感覚のある（と自負している）私のような医者に訊《き》いてくることはまずないでしょうから、理不尽にも私のいう名医（良医）は必ず裁判に負けることになってしまいます。

だとしたら、誰が名医を本気で目指すでしょうか？

誰が、とことんまでねばって患者さんを救おうとするでしょうか？

結局は犯罪人にしたてあげられてまで、患者さんのために尽くそうとする医者はほとんどいなくなってしまいます。

それだったら、無理にチャレンジなどをせずに、標準治療どおりに、数だけこなしながら、無難におとなしくしていたほうがずっといいということになります。そうすれば誰からも責められることもなく、大過なく無難な医者人生を平々凡々と送ることができるかもしれません。

かくして、今の日本では、本当の名医（良医）はどんどんと駆逐されてしまうのです。国民にとっては非常な損失と言わざるを得ません。

ウソの病気はおいしい病気

現在はウソの病気もホントの病気と同じように扱われています。どちらも区別なく、医者が診る対象になっていますし、健康保険ももちろんききます。

しかしウソの病気が、実は病気でもなんでもなく、十分自分で治せるもので、医者がかかわるほどのものではないということを、広く国民が知り、常識となってしまうとどうなるでしょうか？

そうなれば、おそらく誰も医者にかかろうとはしないと思います。きっとほとんどの人は自分で治そうとするでしょう。

みなさんが、ほんの小さな切り傷を指に負ったとしましょう。もちろん些細な切り傷程度であれば、自分で絆創膏《ばんそうこう》を貼るくらいがせいぜいで、わざわざ時間を使って医者にかかろうとはしないと思います。
それは、それほどの切り傷であれば、自分で治せる、医者にかからなくても大丈夫だと、みなさんが確信を持っているからです。それが常識というものです。

ただ、今は、ウソの病気が、さもホントの病気のように、そんな錯覚をみなさんに与えているから、みなさんは医者にかかることになるわけなのです。つまり常識が間違っているのです。
世の中はだましだまされ、それでうまく回っているという考えも、それはそれで一理はあるかと思いますが、ウソの病気がさもホントの病気のように見えるために、患者さんが病院やクリニックにどっと押し寄せることになるのは、私とてごめんこうむりたいものです。

ここですこし話がややこしくなりますが、ウソの病気が、まるでホントの病気のような、そんな錯覚が世間に充満していることで、とある医者はほっと胸をなでおろしている部分もあるのです。

ウソの病気が実はホントの病気ではないことが明るみになってしまうと、数多くの医者は、たちまち生活が立ち行かなくなるかもしれません。というのは先ほどもすこし触れました。

残念ながら、ウソの病気の患者さんが数多くいるおかげで、ようやく生計が成り立っている医者も少なくないのです。

もちろんそれは医者のせいというよりも、根本は医療制度の問題です。先ほどから繰り返し述べているとおり、医者は患者さんを拒めませんし、ウソの病気がこれほど多くなってしまうと、ウソの病気の患者さんを囲い込んで、収益を確保するしか、医者も生き延びる手立てがなくなってしまいます。

たとえ志高く名医（良医）を目指しても、下手をすれば犯罪人に仕立てあげられてしまうほど、その治療法は今の社会ではリスクがあまりにも高くなってしまいます。しかも今の「薄利多売」とも言える、おかしな医療システムの中では、生活もまともにできるかどうかわかりません。

だったら今の医療システムに迎合しながら、ウソの患者さんを適当に囲い込んで、

「おいしい患者さん、いらっしゃい」と、適当に検査や指導をしながら、薬を定期的に出しておけば無難といえば超無難なのです。

——と考えてしまう医者が多くなってしまった結果、ウソの病気の患者さんは、逆においしい患者さんへと、つまり大得意客（顧客）へと、大変身してしまったのです。ウソの病気の患者さんと医者の利害が、不幸にも、見かけ上は一致してしまったということなのです。

しかし、こうなってしまいますと、ウソの病気といえども、なかなか減らすことは難しくなってしまいます。まさしくそれが大問題なのです。

おいしい患者は自ら命を縮める

おいしい患者さんは、無難に生きていこうという医者にとっては非常にありがたい、ほんとうに「おいしい」患者さんなのです。

しかしおいしい患者さん自身はおいしくはありません。

この事実は強調しておかなくてはいけません。

確かに病気でもないものでも医者が格安で診てくれるというのは、一見おいしい話に聞こえるかもしれませんが、それは表面的なことにすぎません。

おいしいというのは、あくまでも医者にとっての話であって、おいしい患者さん自身にはほとんどメリットはないんです。というよりも百害あって一利なしと言うほうが、長い目で見れば正確な表現なのです。

おいしい患者さんに慣れすぎてしまうと、困ったことがたくさん起きてしまいます。

たとえば薬依存です。薬に対していいイメージをお持ちの方も数多くいらっしゃるかもしれませんが、基本的には薬はすべて毒なのです。ただ毒と言っても、「毒を以《もっ》て毒を制す」というくらいですから、もちろん時と場合によっては使いようもあります。

ただ、ここが一番大切なポイントなのですが、

「薬は常用するものではない」

ということが往々にして忘れ去られています。薬はできるだけ短期に限って用いるべ

きものなのです。それが薬の安全な使い方なのです。

――というようなことを、しっかりと患者さんに説明することもなく、安易に薬を処方する医者がいたとすれば、それはやはり〝危険人物〟だと言わざるを得ません。

おいしい患者さんは、いわばクリニックや病院の顧客ということなのですから、イコール薬の常習者ということにもなります。つまり「おいしい患者」を続けていくと、薬の常習者、つまり毒の常習者になってしまいます。おいしい患者を続けるということは、日々毒を盛られているのとなんら変わることはないのです。

ですから、どう考えてみても、身体にいいはずはありません。

おいしい患者は命を縮めるのです!

ちなみに、薬はなべて免疫力を低下させます。つまり自己治癒力を低下させるということなのです。人は年を経るごとに、自己治癒力が徐々に低下していきます。したがって特に40歳を越えれば、自助努力しながら自己治癒力を高めていく必要があります。そんな状況のもと、いたずらに自己治癒力を低下させてしまう薬などを、ずっと飲み続けるというのは、およそ賢明な選択とは言えません。

おいしい患者はまた、医者や薬に頼る傾向にあります。言い換えれば医者や薬に依存する度合いが強いということになります。時には医者や薬に頼るというのもありなのですが、依存となると少し行きすぎです。

がん患者さんを診ていても、つくづく考えさせられることがあります。医者や薬に頼らなかったために不幸な転帰を迎える人よりも、医者や薬に頼りすぎたばかりに不幸な転帰を迎えた人のほうが圧倒的に多いという事実です。

きっと依存心が高じると自己治癒力は低下してしまうのだと思います。がんサバイバー*（がんから生還した人たち）も、サバイバルできるかどうかの一つの大きな条件として〝自立〟という言葉をキーワードに挙げています。そして、自分が自分の主治医だという自覚を持ち、いたずらに主治医に依存することなく、もちろん自助努力も怠らないことが、サバイバルを果たす一つの大きな条件だと断言しています。

そもそも、医者が病気を治すわけではありません。医者の手助けがきっかけにはなりますが、治すのは自分自身の力なのです。したがって、病気を治す主体は自分自身だということになります。つまり病気を治すには、どうしても自助努力が不可欠になります。

ところが、おいしい患者さんがその典型ですが、薬などをもらって対症治療（その場限りの対処）を受け続けていると、根本的な治療はなにもしていないという肝心なことが、いつの間にか、忘れられてしまいます。

ひょっとしたら主治医は、自助努力をうながしているのかもしれませんが、おいしい患者のほとんどは薬で治ると信じています。そのため、ほとんどの患者さんは自助努力を怠ります。そうするといつまで経っても病気そのものは治ることはなく、薬だけを飲み続けることになってしまうわけなのです。副作用が積もり積もって、身体にいいことはなにもしていないということになります。

＊　がんサバイバー　がんから生還した人たちを指すが、がん患者さんにとっては、自分と同じ種類のがんのサバイバーは希望の星となる。がんの治癒率を高めるためにも、がんサバイバーネットワークの構築が急務である。

いっぽう、私の言う名医の場合だとどうなるでしょうか？

きっと、それくらいは自分で治せと一蹴《いっしゅう》するでしょう。

そうすると、是非もなく自助努力するはめになります。もちろん幸いにして、おいしい患者に仕立てあげられることもなく、ゆうゆう治癒を果たすことができるのです。

第三章　医療費のムダをなくす

ホントの病気だけに仕分ける

結局は、ウソの病気をなくし、おいしい患者をなくすより、今の医療危機を救う手立てはないということになりませんか?

果たして、それ以外に方策があるでしょうか。

医者を増やしてもだめなことは、わかったと思います。医療費を増やしても意味がありません。診療報酬点数をがん医療、救急医療、無医村医療に偏重させてみるという手もありますが、それだけではおのずと限界があります。

健康保険制度を導入した時に、しっかりとウソの病気とホントの病気の仕分けを完了しておけばよかったのです。

「ウソの病気は自費、そのかわりにホントの病気については保険で面倒をみましょう」と。そうすればあまり問題はなかったのかもしれませんが、それを今、言ったところで後の祭りです。

ただ、健康保険制度が導入され整備されつつあった1960年代は、ちょうど高度成長期と重なっていたために、ちゃんと病気を仕分ける必要もなかったのかもしれません。医療費が高騰し、そのために国庫が払底することなどは、あまり想定していなかったのかもしれません。……という背景もあり、ウソの病気がまぎれこんでしまったのだと推測できます。

私が仲間たちとe－クリニックをスタートしたのも、やはり日本の医療の惨状が、その大きなきっかけとなっています。

e－クリニックは今、がん患者さんをはじめとするホントの病気の人たちを中心に、病気でない人たちも含め、あらゆる人たちに対して、自己治癒力を高めることの大切さを発信しています。

もともとは、標準治療（マニュアル治療）を受けているホントの病気の人たちが、従来の医療に対してさまざまな不満や要望をたくさん抱えていることを知り、できうるかぎり、その不満や要望に応えることができればという、それだけのことでスタートしたのです。

もしも日本の医療がまっとうであったなら、私は仲間とe－クリニックなどを立ち上げることもなく、きっと今頃は、海外のどこかの海の見える研究所で、がんの研究か老化の研究にしのぎを削っているか、海の見える離島かどこかで、一臨床医として、日々患者さんとかかわる生活を送っていただろうと思います。とにもかくにも、日本の医療が危機的な状況になっているおかげで、私の人生の歯車も、大いに狂うことになってしまいました。

ホントの病気の患者さんたちは冷遇されている！

しかしそれは、必ずしも医者だけが悪いのではありません。今の医療のシステムがそうさせているところが大きいのです。医者があまりにも忙しすぎて、ゆっくりと考えたり、じっくりと患者さんに向き合ったりできないでいる現状があります。

しかも、よくよく考えてみれば、その原因となっているウソの病気の患者さん自身も、実は犠牲者なのです。

ウソの病気の患者さん自身も、実は知らない間に洗脳され、うまくウソの病気の病人に仕立てあげられているのです。本人自身はまさか自分がウソの病気であるとは気づいていないでしょうし、まさかそれで自分の命が縮められているとも思ってもいないはずです。

ましてや、自分自身がホントの病気を追いやっているという加害者意識などは、露ほども感じていないと思います。

というところが、ウソの病気のしたたかなところなのです。

つまり、ホントの病気とウソの病気が異常にねじれながら交錯しているのが、今の日本の医療の姿なのです。だからこそ、よりいっそう深刻なのです。

でもなんとか、このねじれをほどいていかなければならない！

という非常にシンプルな発想で、流れというか勢いの中で、自分たちに何ができるかということを考え、そして患者さんたちには、今の医療に望むこと、今の医療に欠けていることを聞いてまわった結果が、ｅ－クリニックのスタートということになったわけなのです。

その結果、私の人生は横道にそれ、みなさんに今、この本を読んでいただいているということになるのです。

もしも私たちや私たちの身内が、ホントの病気になってしまったら、果たして今の医療は満足のいくものなのだろうか？

いやいや決して満足のいくものではない！

だとしたらどうすればいいのだろうか？

たとえば、今のがん治療は、原則的には3大治療（手術、放射線、抗がん剤）がすべてです。しかし、特に進行したがんから生還した人たちのほとんどは、3大治療だけでは足りないと述べていますし、現に3大治療のほかにも、食事療法をはじめ、自然療法*、中医薬*、気功、ヨガ……など、さまざまな治療法を併用しながら治癒率を高めているのが現状です。進行したがんで、3大治療だけで治った人は、私の知る限りは極めてまれなのです。

ただ、今の主治医はあまりにも忙しすぎて、3大治療以外の治療手段について、勉強をする時間もなく、その評価すらできないでいるのだと思います。したがって的確にアドバイスをしてあげる余裕もないというのが現状です。さらに、がんをはじめホントの病気の場合には、医者のアドバイスだけでなく、同じ病気から生還した人たち（サバイバー）のアドバイスやカウンセリング（心のケア）も大きく治癒率を左右します。

つまり、がんをはじめとするホントの病気は、非常に手間ヒマがかかる非効率な治療を行うことによってこそ、はじめて治癒率を高めることができるという、とてもやっかいでエネルギーの要る病気なのです。たった一人の主治医の手に負える、そんな簡単な代物ではないというのが、その正体なのです。

たとえば、ウソの病気の診療でエネルギーを消耗されながら、そのさなかにホントの病気も診るというのは、現実的には非常に難しい注文なのです。その難しい注文に辛う

＊自然療法　食生活、ライフスタイルを改め、自身の免疫力を高めることでがんに打ち克《か》とうとする治療法。

＊中医薬　自己治癒力（免疫力）を高めて病気を治そうという中国伝統医学（中医という）の考えに則った、生薬の組み合わせのこと。現在の中国では西洋医学と中医のいいところをうまく駆使してがんを治そうとする考えが一般的である。しばしば中医薬は漢方薬と混同されるが異なる部分も多い。

じて応えているのが今の医療なのです。したがって、現にたくさんのほころびも出てきていますし、その医療が完全に崩壊するのも、もはや時間の問題だと思います。
ホントの病気を抱える患者さんや、そのご家族のためにも、そして医者のためにも、そして社会全体のためにも、早急に、ホントの病気だけに病気を仕分けることが、強く望まれるのではないでしょうか。

ここまで読まれたみなさんもきっとそうだと思いますが、医者の多くも、ホントの病気の診療や研究だけに集中できることを切に望んでいます。医者の多くは患者さんの治療に専念し、自分の裁量をいかんなく発揮したいのです。もちろん病気そのものを治すのは、患者さん自身の自己治癒力だということはよくわかっているのですが、医者である自分たちが、患者さんが治癒へと走り出すそのきっかけを与えることができれば、それは医者冥利《みょうり》につきるというものです。そして治った患者さんの姿を、一人でも多くながめることが医者としての誇りでもあるのです。

診療報酬点数も仕分けよう

では、実際に具体的には、どうすれば病気を仕分けることができるのでしょうか？　今は、ウソの病気もホントの病気も、法律上なんら区別がありません。いずれも、一応は医者が診るべき病気のジャンルの中に入っているのです。したがって、いずれにも診療報酬点数（自己負担分を除けば医療費のほとんどが税金でまかなわれます）がついているのです。

しかしこれは、よくよく考えてみれば非常におかしなことです。

国があえて皆保険制度を設け、診療報酬点数（公定価格）をつけたのは、本来は、ホントの病気になった場合に限ってセーフティーネットを設け、診療のチャンスを公平に、しかも低負担で国民に提供しましょうという崇高な理念があったからなのです。

確かにホントの病気に関しては、治療費を本人だけでなく、その多くを国民みんなで負担するというのは、相互扶助の精神にも合致した、すばらしい智慧だと私も思います。健康なあいだに負担金を出し合いながら、仮にホントの病気になってしまったら、低負担で丁寧な治療を安心して受けることができる。まさに理想的な制度ではないでしょうか。

しかしながら、ウソの病気にまで点数を割り当て、みんなで治療費を負担するというのは、その崇高な理念にはまったくそぐわないものです。ウソの病気にまで点数をつけ、みんながそれを負担しているために、医療費が高騰し、保険制度が崩壊しつつあるというのが現状なのです。

しかも負担している人たちは、きっと喜んで掛け金を負担しているわけではないと思います。どちらかと言えば、

「なんで健康な自分が病人の負担をしなくてはいけないんだ？」

と心の底では毒づきつつ、いやいやながらもしかたがないから負担しているのではないでしょうか。ですから未納者も膨大な数にのぼり、ますます財源不足に悩まされることになってしまうわけなのです。

また、このような健康保険のシステムであれば、できるだけ医療費をセーブ（節約）しようという意識もあまり働かないと思います。そして、ふつうの人の気持ちとして、

自分も負担しているんだから、元を取ろうという姑息《こそく》な意識も働いてしまいます。自腹を切るならともかく、少ない負担で診察を受けることができるなら、医者にかかっておこうか、薬をもらっておこうかという心理も当然働くかと思います。つまり、あえて、

「医療費をセーブしなくては」

というそんな意識はあまり働くことはないと思います。もちろんそれは、コスト意識が働かないからです。

なぜなら、もともとの趣旨が理解されていないからです。この健康保険制度は相互扶助に根ざしたものです。ホントの病気で困っている人を健康な人たちでカバーしてあげようという、そういう崇高な理念が、きっと理解されていないから、コスト意識が芽生えないのです。しかも、この保険は、ホントの病気だけでなくウソの病気も含まれているのですから、よけいに趣旨が理解されにくくなっています。

もちろん、よくよく冷静になって考えてみれば、使われているのは、まわりまわれば税金なのですから、自分たちのお金なのです。つまり、コスト意識もなく、医療費をセーブする意識も働かないままにしておけば、結局はお互いに自分たちの首をしめ合うこ

となるだけなのですが、今や、自分たちで自分たちの首をしめ合い、みんなが窒息寸前になっているのが医療の現状です。

お金がありあまっている状況であれば、少々の無駄もご愛嬌《あいきょう》なのかもしれませんが、今や医療費が払底しているというのですから、限られたお金を、ホントの病気の治療や研究だけに振り向けるのが筋というものではないでしょうか。

ましてや、ウソの病気にまで税金をつぎ込む理由はあるのでしょうか？

何もないはずです。

ウソの病気を根本的になくすには、まずは一つの有力な解決策として、ウソの病気に対しては、すみやかに診療報酬点数をはずすべきだと私なら考えます。

仮にそれが早急すぎるというのであれば、徐々に負担を増やしていけばどうでしょう？　今が3割負担だとすれば、来年からは5割負担、2年後は7割負担、そして3年後には10割負担、すなわち自費とすれば、3年後までにウソの病気はうまく仕分けることができます。

ついでと言ってはなんですが、逆にホントの病気に対しては、その深刻度（重症度）

に応じて、負担を軽減していくという、そんなスライド制にしていけばどうでしょう？ そしてゆくゆくは——、ホントの病気に対してはすべて無料で政府が面倒をみるというのが、本来の国の形ではないかと、私は思うのですが、みなさんはいかがお考えでしょうか？

そんなことをすれば、税金がいくらあっても足りなくなってしまうじゃないかと、お叱りを受けるかもしれません。もちろんそのとおりだと思います。誰しも税負担はできるだけ軽くしたいというのは共通の気持ちです。

ただ仮に、自分たちが負担したお金が、ホントの病気の人だけに使われるというのが確実であれば、何に使われているのかよくわからない税金を払うよりは、はるかに気持ちよくお金を負担することができるのではないでしょうか。もっとも、広く社会に自己治癒力を高めるメリットが浸透すれば、破綻《はたん》するほど医療費は増えることもないはずです。なぜなら、誰しも好き好んでホントの病気になりたくはないでしょうから。

いろいろな考えがあって一概には言えないかもしれませんが、税金を払いたくないというよりも、税金がきっとまともに使われることがないから払いたくないというのが大方の国民の心情ではないでしょうか。おそらく税金が、筋道の通った、しかも弱者救済に確実に活かされるというのであれば、それほど出し惜しみする日本人はいないのではないかと私は思うのですが、みなさんはどう思われるでしょうか？

自費治療のほうがメリットは大きい

すこし話を戻しましょう。ウソの病気として仕分けされる運命にあるメタボリックシンドロームですが、一言で言えば、

「ただの運動不足＋食べすぎ」

です。それ以外の何物でもないものに、偉い医者がよってたかって、たいそうな診断基準などを設け、わざわざ標準治療を設定し、税金を投じて、国民を病人に仕立てあげることに、どれほどの意義や必要性があるのでしょうか？

政治的な意図や必要性については私にはわかりませんが、医学的な意義やメリット、国民にとっての意義やメリットは、どう考えてもないようにしか思えません。

したがって、メタボリックシンドロームなどはすみやかに自費診療にしてしまえばい

いのです。そうすれば、いろんな意味ですっきりするのではないでしょうか？

メタボリックシンドロームは、その成り立ちを考えれば容易にわかると思いますが、完全な自己責任なのですから、私たちの大切な税金をつぎ込む必要はありません。そうしなければ、自助努力してメタボリックシンドロームにならないように気をつけている人たちと、ろくに自助努力もしないで税金を無駄遣いしてしまうおいしい患者さんとは不公平になってしまいます。

自助努力しない患者さんは、もしも治療を受けたければ、自腹を切って、高額な治療を受ければそれでいいわけなのです。

一見、冷たいように聞こえるかもしれませんが、実はこれが本当の慈悲心なのです。それは、どういうことかと言いますと、後々薬漬け、検査漬けになってしまい、自己治癒力も著しく低下してしまい、あげくのはてには、インスリン*から離脱できなくなり、

＊ インスリン　膵臓《すいぞう》から分泌されるホルモンで、糖質、脂肪、たんぱく質、核酸の合成や貯蔵を促す。インスリンは血糖を減少させる効果があり、不足したり、うまく細胞に作用しなくなると糖尿病になる。

透析*へとまっしぐらに突き進む人生よりは、最初は嫌々ながらも自助努力しながら、自己治癒力を高めていくほうが、本人にとってはよほどメリットのある自然な道筋だと考えるからなのです。

つまり、先ほども述べましたように、メタボリックシンドロームをはじめ、ウソの病気の患者さんたちも犠牲者なのです。安易に薬や医者に走るよりも、自分で治せるあいだに自分で治してしまったほうが、圧倒的に得だということなのです。金銭的にも、時間的にも、そしてなによりも自己治癒力を損なわないですむという点で、有利このうえない選択なのです。

しかし、うまく「洗脳」されてしまっているせいもあるのか、国民自体が、この重要なポイントに気づいていないのです。

というような具合で、いささか荒療治にはなりますが、ウソの病気を自費扱いにしてしまえば、きっと自助努力する人が格段に増え、高価な治療費を払ってまでマニュアル医療を受ける人は激減するはずです。そして徐々にウソの病気の怖さが広く知られるようになってくれれば、ウソの病気で犠牲になる人はなくなるでしょうし、ひいてはホントの病気の犠牲者もなくなってくるはずです。

したがって少々乱暴な方法に見えるかもしれませんが、ウソの病気の診療報酬点数をはずしても、さほど問題にならないどころか、そのメリットは絶大なのです。

このあたりについて、みなさんにご理解いただければ、メタボリックシンドロームだけにとどまらず、高血圧、糖尿病、脂質異常症、痛風などなど、ウソの病気とされるべきものは、すべて自費扱いにしてしまいましょう。

もちろん、自助努力しない輩《やから》からは不当なクレームがくるでしょうし、おいしい患者を食い物にしている医者や製薬会社からもクレームが殺到するでしょうが、そんなものは、捨て置けばいいのではないでしょうか。

救急医療にしてもそうです。先ほどもすこし触れましたが、救急車も救急治療も有料

＊ 透析　腎臓の機能が低下すると、血液を濾過《ろか》して尿として体外に排出することなどができなくなる。そのため、血液を人工的に体外で浄化することを人工透析という。

(自費)にしてしまえば、それですむ話です。もちろんホントの病気の場合は無料であることは言うまでもありません。そうすればタクシー代わりに救急車を呼ぶなんて不逞《ふてい》の輩は格段に減るでしょうし、ほんの些細なことで救急外来に来る輩も激減するはずです。

私は、海外の多くの国も救急車は有料にしているから、と言いたいわけではありません。そうするよりもほかに、ホントの病気の人を救う手立てはないと考えるからなのです。

さらに、先ほども少し触れましたが、ホントの病気の中でも、その深刻度に応じて、負担率も変えていけばどうでしょう。たとえば、がんに関しても、1期2期と3期4期とでは、その深刻度はまったく異なります。

3期4期ともなれば、やはりいつも命のやりとりを念頭に置きながら治療をしていく必要があります。そんな過酷な環境のさなかに、治療費の算段までやらなければいけないというのはあまりにも酷な話ではないでしょうか。

私はいつもがん患者さんに接していて思うのですが、ウソの病気の治療に税金を費やすくらいなら、せめて命を懸けて病魔と格闘している3期4期の患者さんの治療費くらいは即刻無料（国民みんなで負担）にしてあげるべきではないかと……。

このようにして、すっきりと病気を仕分けてしまえば、少なくとも医療に関しては、不公平感がまったくない日本になると思います。また自分たちが負担した税金が、ホントの病気のためだけに費やされているというのが明確であれば、税金の負担にもそれほど不満感はなくなるのではないでしょうか。

医療をどうするかを真剣に考えるならば、やはりホントの病気を抱えて闘っている人たちに聞いてみることではないでしょうか。

少なくとも私は、そうしながらこの本を書いています。

"すばらしい" 皆保険制度が今では足かせに

ウソの病気を「仕分ける」ということは、結果的に一時は自費診療の枠を広げることになってしまうかもしれませんが、それは本意ではありません。本意は、

「だから自分で治しましょう」

ということなのです。

それは禁煙施策と同じことです。たばこを増税して値上げするのは、高価なたばこを買って吸えということではなく、もちろん、たばこをやめましょうということなのです。

このあたりを丁寧に説明しておかなければ、自費診療を推奨しているのではと、いらぬ誤解を招いてしまうといけませんので……。

ただそれでも、自費診療枠が広がると、後生大事に守ってきた皆保険制度がだめになってしまうではないかと、きっと政府や医師会のお偉い人たちなら、すごい剣幕で文句を言いそうですが。そのためというわけではありませんが、一つ説明を加えておきましょう。

お上のやることは古今東西、とかく無駄が多いと相場が決まっているようですが……、皆保険制度も、もちろんご多分にもれません。

つまり、国民みんながそれなりの医療を平等に受けられるという、非常にすばらしい、世界に冠たるシステムだというのが、お決まりの褒《ほ》め言葉になっていますが、それが、病気が減らない、病人が減らない一つの大きな原因にもなっているとすればどうでしょう?

皆保険制度は、すこし極端な物言いなのかもしれませんが、違う角度から見るならば、過保護のシステムだと言うこともできるのです。過保護のシステムだということは、もちろん無駄が多すぎるということです。過保護には無駄が付き物です。なぜなら、保護を受けている人たちには、コスト意識がほとんど働かないからです。

それでも昔はよかったのです。

病気もわりに少なく、しかも感染症が大半で、医者も比較的ヒマで、おまけに右肩上がりの高度経済成長の真っ只中にありましたから、無駄も一つのご愛嬌、みんなが無駄を平等に享受することができるならば、誰も文句もありませんから、過保護で無駄の典型のような皆保険制度も、それなりにシステムとしてうまく機能していたのかもしれません。

自分でも、病気とまでは思っていなくても、

「格安で医者が診てくれる」

「検査もしてくれる」

「薬ももらえる」

ちょっとやりすぎかなと思いながらも、まわりのみんなもそうしているとなれば、自分もそうしておこうかなぁ——という意識が働くのがふつうの人間です。自分だけがコスト意識を働かせて節約してみたところで、自分自身には目に見えるメリットは何もありません。

となれば、むしろ、医者に診てもらわなければ、検査を受けなければ、薬をもらわなければ、損ではないかという、ねじれた意識も働きかねません。

こういう状態が過保護のシステムなのです。

もっとも、保護されている国民は、おいしい患者に仕立てあげられ、保護されるどころか、結局は食い物にされてしまうのですが……。


しかしいっぽうで昨今、世間ではなんでも、

「医療費が足りない!」

とか、

「医者が足りない!」

とか、大騒ぎをしているようですが……、笑わせてはいけません!

もともと今の日本の医療システムは、無駄を覚悟でこしらえたものなのですから、いずれは、医者が足りない、医療費が足りないなんて、そうなることは火を見るよりも明らかだったのです。すべて織り込み済みの話なのです。

むしろ当然の帰結というか、自然の成り行きというか、なんら驚くほどの話でもなんでもありません。

では、今の窮状をどうしたら救うことができるかということになりますが、少なくともお上にまかしていては、間違いなく解決することはありません。なぜなら、一度できあがった過保護のシステムは、たとえ無駄であることがわかってはいても、よほどの外圧がかからなければ、基本的には解消されることはないからです。

なぜなら、既得権益を手ばなすほどにはお偉方もばかではないからです。

結局、皆保険制度をそのままにしておくと、医者が増えても、ウソの病気が増えて、医者はますます忙しくなるし、医療費はますます高騰することになります。

となれば、それでも皆保険制度を存続させていくのであれば、病気の仕分けは必要不可欠だと思います。なんでもかんでも病気にしてしまうと、それこそ医療費はいくらあっても足りませんし、医者をいくら増やしても、いずれは足りなくなってしまいます。

第四章　おいしい患者をやめるメリット

「自分で治す」のが自然

ウソの病気とホントの病気をきっちりと仕分けると、私たちにとって何か不都合なことでも生じるのでしょうか？

よくよく考えてみても、なんら不都合はないはずです。賢明なみなさんならきっとご賛同いただけるかと思います。

少なくとも国民の一人一人、医者個人、そして社会全体を見回してみても、むしろメリットこそはあっても、なんらデメリットはありません。

だったらやるしかない！

となるはずなのですが、なかなか社会は迅速には変えられません。これは、いつの世でも同じなのかもしれません。それを、あえて迅速に変えていこうということなのですから、私たち一人一人の意識を変えていくことが急務になります。

そのためには、変えるメリットをちゃんと理解しておかなければいけません。

「自分で治せる病気は自分で治す」

これがとにかく自然です。自然に則った生き方をするのが、結局は一番だと私は考えるのです。

そんなのは奇麗事だとおっしゃる御仁もきっとおられるかもしれませんが、実は、そのメリットも非常に大きいのです。

そのあたりは、断片的には先にも簡単に触れましたが、ここでもう一度わかりやすく整理しておきましょう。

ウソの病気をきちんと仕分けすれば、もちろんホントの病気と闘っている患者さんには大いにメリットがあります。これは容易に理解していただけたかと思いますが、いっぽうでウソの病気の患者さんには直接のメリットはないかもしれません。

ただ、みなさんも、明日はわが身、いつホントの病気になってしまうかわかりません。そのために、というわけではありませんが、万一に備えて、セーフティーネットが万全であれば、安心効果も絶大です。ホントの病気になってしまったらどうしようという、慢性的な不安こそがストレスです。そんなストレスが慢性化することで、ホントの病気を引き起こしてしまうこともままあるのはよく知られていることなのです。

また、ウソの病気が自分で治せるのであれば、医者にかかる手間も省けますし、もちろん医療費はセーブできます。よけいな検査を受けることもなく、よけいな薬を飲まされることもなくなり、医者によけいな気をつかうこともなくてすみます。

「医原病」の恐怖

病院という場所は、そもそも非常に気（生体エネルギー）が少ないところだと言われています。つまり、皮肉にも、もっとも病気になりやすいスポットだとも言えるわけなのです。そんな悪《あ》しきスポットに、入院したり通院したりしなくてもいいというのは、ウソの病気の患者さんたちにとっても非常に大きなメリットだと私は考えます。

まさしく、

「さわらぬ医者に祟《たた》りなし」

なのです。

と言うと、非常に自虐的な印象を与えかねないのですが、事実だからしかたがないのです。

世界的に有名な、医師の心得集（『ドクターズルール４２５』）があります。キリスト教徒にとっての聖書のようなものです。その心得集の206番目には、こんなフレーズが載っているので紹介しておきましょう。

「病院は危険な場所である。賢明な方法で、しかもできるだけ短期間利用しなさい」

また、あまり公にはなりませんが、「医原病《いげんびょう》」というのが日常茶飯事に起こっているのです。

医原病という言葉が初耳の方もおられるかもしれませんが、書いて字の如く、医者にかかったために、それが原因で病気になってしまうことを指します。たとえば薬害などは、その典型だと思います。

薬を飲まなくても治るのに、よけいな薬を飲んでしまったために後遺症に悩まされるということは、別に特別なことではありません。言ってみれば、よく起きることなのです。

これは、一時は世界が騒然となったほど、業界では非常に有名なエピソードなのですが、米国では1年間に実に10万人もの人たちが薬の副作用で亡くなっている事実が判明したのです。病気ではなく、単なる薬の副作用の犠牲になっているのです。つまり安易に薬を飲まなければ、その10万人の人たちはきっと今も元気に暮らしている可能性が高いのです。

10万人という数字は、とんでもない数字です。なんと米国の死因の第4位を占めているのですから、由々しき事態です。

私が相談を受けるがん患者さんの中にも、薬の常習者は決して少なくはありません。降圧剤、糖尿病の治療薬、コレステロールを下げる薬、消炎鎮痛剤、睡眠薬、精神安定剤など、明らかに免疫力、リンパ球数を低下させてしまう薬を長年にわたり、しかも多くは通常量を超えた量で、ずっと摂取している人たちなのです。

決して薬がずっと必要だったとは思えない人たちがほとんどなのです。つまり、いつでも薬をやめることができたはずなのですが、惰性のようにずるずると薬の常習者になっているのです。

もちろん、その薬の常習ががんの直接の原因かどうかはわかりません。しかし、かなりの部分で、増悪《ぞうあく》させる要因になっていることは間違いがないと思います。なぜなら、遅ればせながら、その常習している薬から離脱すると、リンパ球はとたんに増えてくるからです。リンパ球の低下は免疫力の低下を物語ります。したがって、慢性的にリンパ球が低下している状況は、がんになりやすい状況とも言えるのです。

そもそも医療にはリスクが付き物です。そのリスクを承知のうえで、それでも得られるかもしれないメリットのほうが格段に大きいと見込まれる時にだけ、期間限定的に活用する「インフラ」が医療なのだと私はとらえています。

つまり、医療は警察と同じように、すばらしいインフラだととらえるといいと思うのです。できれば一生お世話にならないほうがいいに決まっているけれど、それほど注意していたとしても、万が一ということも無きにしもあらず。そんな時のためのインフラなのだと位置づければ納得できるのではないでしょうか。

ウソの病気を仕分けてしまうというのは、逆の見方をすれば、個人にとっては自己治癒力が高まり、結局はホントの病気の予防につながるということにもなります。

私たちの身体には自己治癒力が備わっています。ただし、この自己治癒力というものは、ある程度の年齢、たとえば30代後半から40代を越えれば、どんどん低下していきますし、医者や薬に依存しすぎるとますます低下してしまうという難点も兼ね備えているのです。

つまり、元気で長生きを望むならば、できるだけ自己治癒力を高めておいたほうが得策だということになります。そのためには、いたずらに、自己治癒力を低下させてしまうことは、できるだけ避けたほうがいいということになります。

もちろん時には医者にかかってアドバイスを受けるのはありだと思いますが、薬を常習したり、自助努力もしないで何かあるとすぐに医者にかかったり、薬を求めたりと、そんなことはできるだけ避けたほうが賢明です。

また、自助努力を怠り、常に医者任せ、薬任せにしていると、自分の身体の声が聞こえなくなってしまいます。

身体は折に触れ、私たちにイエローカードや、時にはレッドカードを発してくれます。

「疲れすぎていますよ」

「働きすぎですよ」

「運動不足ですよ」

「食べすぎですよ」

などなど、そんな身体の声に耳を傾ける時間も、時には必要だと思うのです。

みなさんのご意見はいかがでしょうか？

したがって、医者は、不覚にもホントの病気になってしまった時のためのセーフティーネットとして、大切に取っておいてはいかがでしょうか？

心の底に安心感を

医者不足はむしろ作られたトリックだと述べましたが、それは全体的、平均的な話です。現実的には、ホントの病気を抱える患者さんにとって、今はまさに医者不足の真っ最中なのです。そしてその損害たるや、計り知れないものがあります。

せっかく優秀な医者が数多くいるのに、その多くがウソの病気を診なくてはいけない状況に陥っている。これほど馬鹿げたことはありません。ホントの病気の患者さんにとっては、今の医者不足は、まさに人災と呼ぶべきものです。

したがって、優秀な医者たちが、ウソの病気に煩わされることなく、ホントの病気の治療や研究に専念できる環境が保障されれば、今の日本はどれほどすばらしい社会に急変することでしょうか。

万が一ホントの病気になってしまったらどうしよう。そんな不安は年を経るごとに募ってくるものです。そんな場合に、安心できるセーフティーネットが完備されていない社会であれば、それはとても住みにくい社会だと言えます。国民の心もなかなか落ち着かなく、いつも心のどこかに不安を抱えているような社会は、とうてい私たちが目指すべき、望ましい社会ではありません。

特に医療は社会の根幹です。万が一にもホントの病気になってしまっても、十分リカバリーが可能な環境を整備している社会でなければいけません。金銭的なことも含めて、何の不安もなく、治療に専念できる、そんな当たり前の環境を私たちは完備しなくてはいけません。

そんな社会を実現してくれる一つの大きな手段が、医療仕分け、病気仕分けだということになります。きっちりと病気仕分けを行えば、まさにホントの病気の人だけに集中して、医療資源を投下することができます。そうすれば、たとえ難病といっても、格段に治癒率は向上するはずですし、懸案であった医者不足、高騰した医療費の問題もすみやかに解消できることになります。

医療の薄利多売は矛盾

これは医者にとっても望ましいはずです。時間をかけて一人一人の患者さんにエネルギーを注ぐことができるようになるわけですから、まさに医者の本懐ではないでしょうか？

心置きなく難病の診療や研究に集中できるとすれば、医者（医学者）冥利につきると思います。

しかも、おいしい患者さんをやっきになって囲い込む必要もなく、それでいて自分の生活も成り立つのであれば、誇りを持って医者を続けていくことができます。

私のまわりはもちろん医者だらけなのですが、彼らを代弁して言うわけではないのですが、医者の本音は、今の医療システム、つまり薄利多売のシステムには反対なのです。

ただ、そうせざるを得ないという差し迫った事情により、しかたなく現状に甘んじているだけだと思いますが、その現状の中でサバイバルを考えなくてはいけないというのが悲しいところだと思います。

そもそも、儲かるか儲からないか？　――そんなことを考えながら、誰も医者をしたくはないはずです。

医者にも経営意識や経営手腕が必要だなどと、とんでもないことを世間に広めて回っている輩もいるのが現状なのですが、医療と経営は基本的には対極にあるものです。もちろん無駄を省くという意識は大切です。限られた資源を有効に使うという意識も、もちろん重要だと思います。それは営利を求められる組織だけに限らず、役所、家庭はもちろん、どのような団体にでも求められることですし、それは団体だけでなく個人にも求められます。

ただ、無駄を省くことと、儲けることとは、同じく効率を上げるという意味では共通する部分はあるかもしれませんが、ベクトルはまったく異なります。特に医療（もちろんホントの病気だけを念頭においています）という行為は、金儲けという次元とはまったくかけ離れた行為なのです。

もともと医療や福祉とはまったく関係のない営利企業が、続々と病院経営に参入しています。ただその多くが効率のいい患者を選び、効率のいい治療法を施し、効率よく利益を上げようとしているだけなのです。その結果、ウソの病気の患者さんたち、つまりおいしい患者さんがうわべのサービスをえさに数多く集められて食い物にされ、スタンドプレー的にすこしは利用するものの、本当に手間ヒマかかるホントの病気の患者さんは切り捨てられているのが現状です。

むしろ儲けを考え、儲けを目指して医業を行うということは、それじたい矛盾を秘めた行為だと思います。儲けを意識したとたんに、それは医療ではなくなると私は思います。


私はかつて公立病院に勤めていたことがあります。ある日、事務長から呼び出され、一枚の紙きれを手渡され、こう言われました。

「市立病院も慈善事業じゃないんです。一人一人の医者がコスト意識を持って、きっちりと売り上げを上げてもらわなければいけません。岡本先生の売り上げをみてください。平均をはるかに下回ってます。検査も投薬量も格段に少ないんです。今後は検査と投薬量を上げるようがんばってください」

それに対して私は、

「コスト意識を持って、というのは理解できます。もちろん無駄遣いしないようにという意味に解釈していますが……。そのほかについては承服しかねます。ましてや、検査や投薬は積極的にがんばるものではありません。できるだけやらないように、しかしどうしても必要ならばやるだけです。

また、公立病院は基本的には慈善事業であるべきです。もっとも市の財政には限りがありますから、あまり理想を追い求めるのは間違いかもしれませんが、少なくとも医者は慈善事業をやるつもりで患者さんに向き合うべきではないでしょうか?」

と言い放ち、手渡された紙切れを突っ返しました。

今思えば、少々青臭い対応だったとは思いますが(27歳頃だったと思います)、予期していたとおりに要注意人物のレッテルを貼られ、ふつうではなかなか体験することのできない「おもしろい境遇」におかれるはめになってしまいました。そんな個人的なことはさておき、医者があまりにコスト意識を強く持ちすぎることは、ホントの病気にとってはマイナスであるということを言いたかったのです。

警察官がコスト意識、経営意識を持てばどうなるでしょうか？

儲かるか儲からないかを常に念頭におく、そんな警察署があればどうでしょう？

先ほどの例は、その議論とまったく同じことなのです。

「医は仁術」は滅んだか

私は、そもそもが、医者は儲けてはいけないと考えています。正確に言いますと、医者が何らかの手立てで結果的に儲けることはまったくOKなのですが、ホントの病気の患者さんを対象にして儲けることだけはご法度《はっと》だと思うのです。

よもや、金持ちになろうと思って医者を志す学生などいないと思いますが、仮にそんな学生がいたとすれば、ろくな医者にはならないこと請け合いです。

なぜなら、本当の医者というのは、病気の患者さんの人生を背負って共に生きていくことにほかなりません。したがって、共に生きていく同行者である患者さんから、儲けるという発想はみじんも起こるはずはないでしょうし、結果として儲かることはありません。それでいいのだと思います。もちろん生活が破綻してしまうほどであれば別ですが、それはどんな仕事とて同じことです。

警察官を志望する若者とて、大儲けを目指して警察官になるわけではありません。医者も警察官も、その仕事が好きで、使命感を覚え、人の役に立ちたいから医者や警察官を目指すわけで、本当に純粋に警察官や医者を目指した彼らは、ふつうの生活ができれば、それで文句はないと思います。

しかし今はまだ、残念ながら、患者さんのことだけを考えていては、医者はできません。常に費用対効果を考えなくてはいけませんし、開業医や病院の経営者であれば、もちろん儲けを念頭におきながら医者をやっていかなければいけないのです。

そういった意味では、私にはっぱをかけてくれた市立病院の事務長さんは、未来を先取りし、ちゃんとその職務をまっとうしていたのかもしれません。

ただやはり、いちいち採算を考えて、経営のことを細かく考えなくてはいけない医者が、医者として本当にいい仕事ができるかというと、私にははなはだ疑問が残ります。

なにも、私は、病院やクリニックの経営者を非難しているわけではありません。その反対に、そうせざるを得ない、今の医療の仕組みそのものを非難しているのです。

研究とて同じことです。この研究は採算が取れるか、儲かるか、なんてことを考えながら研究をやっていては、いい研究ができるわけはありません。

難病の治療を研究するということは、ノーベル賞級の研究をするということです。そんな研究にいちいち儲かるか採算が取れるかなどという雑念をいれていて、すばらしい成果が期待できるでしょうか？

もちろん、最低限、人並みの生活は保障されなくては、いい研究ができないのも事実だと思います。したがって、優秀な医者にその本領をいかんなく発揮させるには、ホントの病気の研究や診療に専念できる、そんな環境を設けることが最適だと考えます。そうすれば、個人はもちろん、ひいては、社会へのメリットも計り知れないものがあると思いますが、みなさんはいかがお考えでしょうか？

抵抗勢力を名指しする

となると、医療仕分け、病気仕分けは、いいことずくめではないか？

それならなぜ、今までに実行されなかったんだ？

——と、きっとからんでこられる御仁もいらっしゃると想定しながら、すこし予測される「抵抗勢力」について触れておきます。

いかなる変化にも抵抗勢力は付き物です。もともと不公平で理不尽なシステムをひっくり返そうというのですから、当たり前のこととして、不公平さや理不尽さで、逆に甘い汁を吸っている連中が必ずいるはずです。

そういった、今まで既得権益を貪《むさぼ》り、人知れず得をしてきた連中は、もちろん黙ってはいません。なんだかんだともっともらしい屁理屈を並べ立て、あるいは金に物を言わせ、さもなくば、権力を笠にきて、抵抗してくるに違いありません。

しかしながら、最終審判人は私たち国民、特にホントの病気を抱えた患者さんたちなのです。彼らをおいて誰にも決定権はないはずです。そうではないでしょうか？

医療制度自体が、そもそも、ホントの病気のためのものです。その患者さんたちがどうしてほしいか、どうしてほしくないかを集約すれば、それですむことではないでしょうか。

彼らは、もっと時間をかけて、丁寧に診てほしい。心のケアもしてほしい。3大治療や標準治療にこだわることなく、もっとひろい視野を持って治療手段を考えてほしい。一つの施設ですべての治療が完結できるようにしてほしい……などなど、と望んでいるのです。

もちろん医者や政治家、役人も意見を言うのはＯＫです。どんどんいい意見を活発に述べればいいと思います。

ホントの病気を抱える人たちは、本音が聞きたいのです。立場上の建て前などは聞きたくもないのです。命の行方が今日か明日か知れない患者さんたちに、遠い将来の理想の治療方法を語ってもしかたありません。彼らが知りたいのは、すこしでも可能性のある選択肢の話なのです。

しかし、最終審判を下すのは、ホントの病気の人たちに限るのです。そうでなければ、医療のベクトルを誤ってしまいます。そんなふうに私は考えるのですが、それは思いつきでもなんでもありません。10年あまり、がん患者さんたちと接していて、共感してきたことを今述べているだけなのです。

ウソの病気をしこたま囲い込んで贅沢《ぜいたく》に暮らす医者、標準治療しかできない医者、金儲けのために医者になった医者、たまたま偏差値が高くて医者になってしまった医者、製薬会社から裏金をもらっている偉い医者、製薬会社、製薬会社にたかる政治家、製薬会社に天下る役人、製薬会社におもねるメディア、あるいは自助努力をしたくないウソの病気の患者……そんな人たちは、もしかして抵抗勢力となるやもしれませんが、良識あるみなさんが声をあげていけば、おのずとそんな抵抗は弱まるはずです。

第五章　どこから先がホントの病気？

病気と健康のホントの境目は?

ここでいったん、話題を変えてみましょう。

今までみなさんには断りもなく、〝病気〟という言葉をさんざん使ってきましたが、そもそも病気とはいったいなんなんでしょう?

たとえば病気の反対はなんですかと聞かれたら、みなさんはなんと答えますか?


——健康?


そうですね、多くの方が健康と答えると思います。

それではもう一つ、つっこんだ質問です。

病気と健康の境目はどこなのでしょうか?

とたんに難しくなりますね……。

図で示したほうがわかりやすいかもしれません。質問の形を変えてみましょう。

図１

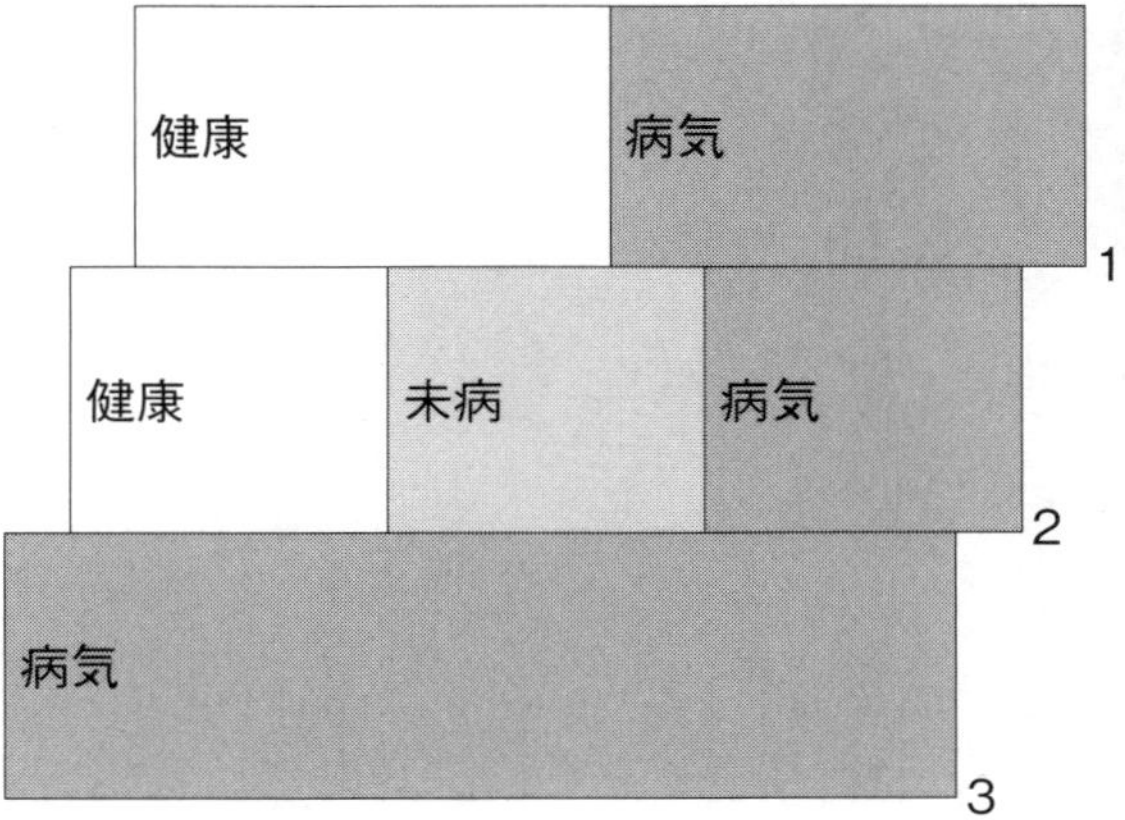

次の３つの図（図１）の中で、みなさんのイメージに最も近い「病気と健康の境目」の図はどれでしょうか？

１をイメージする方が多いと思いますが、最近は２も多いかと思います。テレビなどでもさかんに〝未病〟という言葉が登場してきますので、もしかしたら２をイメージされる方が一番多いのかもしれません。２をイメージすると健康と未病との境界や、未病と病気との境界はどこかということが気になってきますが……。

実はみんな病んでいる

結論はどれが正しいのかというわけでも

ないのですが、私は3が最も現状に即したイメージだと考えています。そのほうがわかりやすいのではないでしょうか。

ええっ？

と驚かれる方も少なくはないでしょうが、私を含め、厳密に言うと、結局はみんな病んでいるのだと思います。もちろん程度の差はありますが、少なくともまったく健康だという人はいないのではないでしょうか？

なぜなら、生まれ落ちた瞬間から私たちは酸素にさらされますが、酸素そのものが人間にはストレスとなります。つまり生きていることそのものがストレスとなる勘定になりますので、自然と自己治癒力は低下してしまいます。

また、酸素だけでなく、生きていくことは何かにぶつかっていくのと同じことで、当然のことながら抵抗が生じます。それもストレスと呼んでいますが、そのストレスもあれば、いくばくかは健康の度合いを損ねているはずです。したがって生まれ落ちてこの方、まったく健康な人はいないということになります。

すこし極端な話に聞こえるかもしれませんが、決して屁理屈を言っているわけではありません。

図2

もうすこしありていに言うとすれば、健康というのはまったくの幻想だということなのです。

つまり、みんな病気、みんな病人ということが言えるのです。

「人はみな病んでいる」

これは、チベット医学[*]の見方でもあるのですが、健康な状態というのは、もし仮にあったとしても、生まれ落ちたその瞬間くらいではないでしょうか。それからあとの人生はすべてストレスまみれの人生、病気の人生、病人の人生なのです。

だからこそ、元気で長生きできるかどうかは、ストレスへの対処の上手下手が重要なポイントとなってくるのです。

図1の3をもうすこしわかりやすくしてみると、図2のような感

＊　チベット医学　インドに伝わる伝統的医学を背景としたもの。仏教の強い影響を受け、生命科学や哲学の要素も含み、ラマ僧らによって伝えられている。

じになるのかと思います。

ストレスと一言で言っても多岐にわたります。先ほども述べたように、酸素そのものもストレスになりますし、食事そのものもストレスです。私たちは、身体にいいものばかりを摂《と》っているわけではありません。つまり生きているということは、常に病んでいるということと同じなのです。

ただ問題になるのは、その生き方だと思うのです。その生き方の如何によっては、病気の進行度合いが極端に違ってくるというのが現状ではないでしょうか？

「不定愁訴」はイエローカード

病気の度合い（病的な度合い、あるいは逆に不健康な度合いと言ってもいいかもしれません）がすこし増してくると、いろいろな症状が出てきます。たとえば、身体がだるい、重い、頭が重い、すっきりしない、寝覚めが悪い、食欲がない、眼がかすむ、肩が凝る、腰が痛い、膝が痛い、眠れない、便秘が続く、お腹が張る、冷える、顔色がすぐれない、意欲が出ない、気分がすぐれない……などなど。

これらは専門用語で不定愁訴《ふていしゅうそ》と言いますが、誰もがたまには経験する症状だと思います。

ふつう、これらの症状も、リラックスに努めたり、よく眠ったり、すこし絶食してみたりと、無理をせず、ほどよく身体を動かしたり、温めたりしてあげれば、1週間、あるいは長くても3週間くらい経てば消えてしまうものなのです。

しかしながら、そこで身体の声を無視し、さらにがんばり続けたり無理を重ねたりすると、3週間では症状が治まらなくなってしまい、その症状が慢性化してきます。

自分は冷え性なんだとか、便秘症だとか、勝手に自分で自分にラベルをつけてしまう人がいますが、それはちょっと危険なのです。

不定愁訴は一言で言えば、私たちへのありがたいイエローカードなのです。身体が少し疲れていますよ、無理がかかっていますよ、あるいは自己治癒力が低下していますよという親切な警告なのです。

もちろん、そのイエローカードを素直に受け止め、身体を休めたり、生活習慣を見直したりすれば、事なきを得ることになります。しかし、せっかくのイエローカードを、無視し続ければ、しょせんは不定愁訴であった症状も慢性化してしまい、さらに新たな症状も出来《しゅったい》し、気がついてみれば、どうにも我慢ができない痛みや、止まらない出血……などなどが現れ、あわてて病院へ駆け込むことになってしまうわけなのです。

つまりは、実際には病気という区切りが一つだけあって、その度合いの濃淡が異なるだけなのです。

西洋医学が病気の境目を作っている

そもそも、病気と健康に境目があるということ、あるいは、病気にははっきりとしたはじまりがあるということが、西洋医学では一つの大前提となっていました。それは感染症などではぴったりと当てはまるのですが、現在の多くの病気にはそぐわないものなのです。しかし、病気にははっきりとしたはじまりがあるという錯覚（誤解）によって、今の医療の枠組みが組み立てられていますので、いろいろな支障が出てきているわけなのです。

病気がはじまらないと、医者の出番はない。
病気がはじまらないと、治療もはじまらない。
病気がはじまらないと、みんなはあわてない。
病気がはじまらないと、身体に気をつかわない。

というような、とんでもない事態を引き起こしてしまうのです。

もう一度言いますが、実は、病気の境目などはないと考えたほうが、自己治癒力への関心も呼び覚まされ、自助努力しなければ、という気持ちも否応《いやおう》なく働くことになり、実情に即しているのです。

あるのはただただ、度合いの差だけなのです。

坂道を例に挙げるとわかりやすいかもしれません。私たちは生まれた瞬間から坂道を下っているのです。ただ同じ坂道でも急な坂道もあれば緩やかな坂道もあります。急な坂道ほど早く下りてしまいます。つまり、寿命が短いということなのです、できるだけ坂道の勾配《こうばい》が緩やかなほうが、元気で長生きができるということになるのです。
ただ、生まれついた時から坂道ですから、みなさんはあまり坂道を下っているという意識や感覚がないのかもしれません。病気には、ただ濃度や勾配があるだけで、はっきりとした境目がないのだと、そんなふうに考える習慣がなければ、病気への関心はなかなか持ちづらいのかもしれません。

でも、健診があるではないか、健診で病気を早期に発見してくれるというくらいだから、ちゃんと病気には境目があるし、それから気づいても大丈夫じゃないのか？

——確かにそのとおりです。しかしその境目は、専門用語で言いますと「診断基準」というものなのです。ただそれも本当の境目というわけではなく、あくまでも便宜的なものにすぎないのです。もっと乱暴に言えば、誰かの思惑もまじえて、適当に線引きをしているだけだとも言えるわけなのです。

とは言いながら、「診断基準」というはっきりとした線引きを示して、ここまでは病気じゃないけれど、ここから先は病気だと、偉い先生方に言われてしまうと、国民は変に納得してしまい、その境界を越えていなければ、なんら身体に気をつかうこともなく、いっぽう、その境界を越えてしまいますと、ホントの病気になってしまったんだと思い込んでしまいます。

したがって、立派な「診断基準」がついた病気などは、よもや自分で治せるなんて思いもよりませんし、自分で治そうという発想も完全に停止してしまうのかもしれません。

そしていきおい、医者にかかり、薬を求め、医者の言いなりに治療を受け、治してもらわなければという、受け身の発想になってしまいます。

これは大きな誤解であり、大きな罪作りだと思います。なぜなら自己治癒力が高まるどころか低下するばかりだからです。

病気は意図的に作られる

もしも仮に、あえてどこかで線引きをするならば、当然のこととして、ある程度の知識と的確なアドバイスさえあれば自分で十分治せる範囲と、自分で治すのは難しく、医療というプロフェッショナルな手助けが必要な範囲との境目でやるべきだと思います。

それが、患者目線からの医療の姿だと思います。

そうすれば、ウソの病気とホントの病気が同じジャンルに紛れ込んでしまうこともなく、最初からうまく棲《す》み分けができるのです。もちろん今のような問題が生じることもなかったのです。

もっとも、時代時代に沿ってその線引きは定期的に見直していく必要はあるでしょう。


常に自分で治せる範囲なのか?

医者がどうしても必要なのか?

を念頭におきながら線引きを考えていけば、それですむことだと思います。

にもかかわらず、適当に病気の線引きをしてしまったところが、医療に大きな禍根を残す火種になってしまったのだと私は推測します。自分で治せるかどうか、医者が本当に必要かどうか、などをまったく度外視しながら線引きをしてしまったものですから、当然のこととして、ウソの病気とホントの病気がごちゃごちゃと交じり合ってしまったのです。

医療従事者たちが自分たちの都合で線引きをするというのは、明らかに「上から目線」の発想だと思いますし、本当の医療の姿勢からは逸脱していると思います。

おまけにその線引きを、あまり正当な理由もなくころころと政府や医学界の都合によって変更していくわけですから、患者さん側の不信感は募り、ますますウソの病気の患者さんが増えることになるのです。

たとえば高血圧や糖尿病を例に挙げてみますと、だんだんと診断基準が厳しくなっているのです。

高血圧の場合、たとえば60歳ですと、１９９９年までは、上の血圧が１６０以上（下の血圧が95以上）を高血圧としていました。ところが２０００年には上の血圧が１４０以上（下が90以上）に、２００４年には上の血圧が１３０以上（下が85以上）と、だんだんと基準値が下がってくるのです。そうすると、当然のことながら「高血圧症」という名の病気の人は増えるばかりになります。……もちろん増えるのは「おいしい患者」ばかりです。

しかも、血圧の基準値を下げた根拠も、極めて曖昧《あいまい》なものなのです。いちおうの理屈は掲げていますが、まったく説得力はありません。

「血圧を下げれば下げるほど心筋梗塞になる確率は減る」

これが「お偉いさん」の屁理屈なのですが、パッとみると立派な理屈のようにみえます。しかしみなさん、もう一度よく読んでみてください。

「心筋梗塞になる確率が減る」と書いてあるだけで、「心筋梗塞による死亡率が減る」とは書いていないのです。

でも心筋梗塞になる確率が減ればそれでいいじゃないか？

いやいや、そうではないのです。

「トータル（がんや心筋梗塞も含めて）の死亡率は、血圧を下げたほうが明らかに高くなる」

という結果が隠されているのです。
これが真実です！
だとしたら、みなさんはどう思われますか？
せこい屁理屈だなぁと思うのがふつうだと思います。
私に言わせれば、れっきとした「詐欺」だと思います。

つまりこのようにして、子供だましみたいな屁理屈を根拠に、どんどんと基準値を下げていくわけです。そして、そのつど病人、つまり「ウソの病気」の患者さんが量産されていくわけなのです。言い換えれば「おいしい患者」が体《てい》よく仕立てあげられていくわけです。
しかも、血圧を下げる薬は、

「一度飲みはじめたら一生飲み続けなくてはいけない」

などというデマまで出回る始末――。

意図的な「何かの影」を感じさせるようなストーリーだとは思いませんか？

糖尿病の場合も似たようなストーリーです。糖尿病の診断基準（値）は、血糖値で言いますと、1999年までは146mg／dl以上であったのが、1999年以降は126mg／dl以上に突然変更になったのです。最近は血糖値よりも「ヘモグロビンA1c（HbA1c）」を指標に使うことが多いので、このヘモグロビンA1cの基準値でいうと、今は5・8％以下が正常範囲としています。ちなみにこのヘモグロビンA1cというのは、赤血球のヘモグロビンにくっついたブドウ糖の割合（％）で、もちろんその割合が高いほど、血糖値が高いことになります。

ところが、2010年の2月、イギリスの有名な医学雑誌「ランセット」に、目が覚めるような論文が掲載されました。その内容というのは、6・4％以下（日本の基準値でいうと6・0％以下）まで下げてしまうよりも、むしろ7・5％（日本の基準値でいうと7・1％以下）くらいまでのほうが、明らかに死亡率が低いというものなのです。

つまり、日本の医療の線引きは、けっこういい加減なものだったということが明らかになったのです。あまり深い意味もなく、その都度その都度、適当に決めていたんだということを如実に物語っているような気がします。

したがって、

「そんないい加減なものに、まともに付き合っていては命がいくつあっても足りないのでは？」

というのが私の正直な感想です。

しょせんはウソの病気ですから、そもそも線引きなど、どうでもいいと言えばそれまでなのですが……。それよりも自分の身体に訊いてみたほうが、より正確な「病状」がわかるとも言えるのではないでしょうか？

病気の線引きは製薬会社が決めている?

ウソの病気の診断基準（値）を決めるということは、言い換えると、薬を飲ませはじめる時期を決めるということです。つまり、どこで患者に薬を飲ませればいいかという、そんな基準だと私はとらえています。したがって基準値は、ころころとより低く変更されてくるのです。薬の売り上げを伸ばそうと思えば、基準値を下げればすむことです。いたって簡単、なんの造作もないことです。詳しいことなど国民にはわからないはず、基準など適当に決めておけばそれでいいのでは、というような感じで決めているのではないかと、うがった見方をしたくなるほどのいい加減さだと私は呆《あき》れています。

では、その基準値を誰が決めるのか?

言うまでもなく、製薬会社です。もちろん製薬会社が基準値を直接決めるわけではありませんが、「影のフィクサー」であることは間違いないでしょう。

その影のフィクサーの意向を忠実に実行に移すのが、いわゆる「御用学者」というか「ちょうちん学者」というか、製薬会社からしこたまお金をもらっている、お偉い先生方でしょう。基準値を下げるには、一応は形ばかりのお墨付きくらいは必要でしょうから。

血圧を下げる薬、中性脂肪やコレステロールを下げる薬、血糖値を下げる薬などは、製薬会社にとって、実に「ドル箱商品」です。少し診断の基準値を下げるだけでも、何百億円単位のお金がすぐに動いてしまうわけなのです。したがって、教授連中に億単位のお金をばらまいたとしても、決して「死に金」にはなりません。むしろこれくらいで宣伝マンになってくれるのであれば、逆に安いもんです。

それだけではまだまだ攻めが甘いとなれば、メディアや役人、そして時にはＷＨＯ（世界保健機関）までを抱き込み、基準値の正当性、薬の正当性を宣伝してまわり、私たち国民を洗脳していくのではないでしょうか。

そう考えると、まったく矛盾することなく、非常にすべてがうまく符合するのです。もちろんこの筋書きは、あくまでも私の推測にすぎません。思い過ごしであってほしいと、切に願う反面、思い過ごしである可能性は限りなくゼロに近い気がしてなりません。

健診は必ずしも早期発見にならない

話をすこし戻しますが、健診が病気の早期発見のためのものだというのも誤解です。それはいささか過剰宣伝のきらいがあります。なぜなら、すでに病気は進行している場合もあるからなのです。

もちろん健診はやらないよりもやったほうがいいと私も思います。特にがんなどの「ホントの病気」に的を絞ってやれば、それなりに有用だと思います。「e－クリニック」に来られたがん患者さんの多くが、その何よりの証拠になっています。一般的には、できるだけ早く見つけたほうが、そうでない場合よりも、多くは治癒率が高いのは明らかなのです。

しかしながら、健診は決して万能ではありませんし、繰り返しになりますが、それほど早期発見にもつながらないということは、心得ておくべきだと思います。

もちろん医学は日進月歩、特に診断技術の進歩にはめざましいものがあります。近い将来には、本当の意味での早期発見が可能になる技術が開発される可能性は大いにあると思いますし、ぜひ早く実現してほしいとも思います。

自己治癒力は低下し続ける

ただ、早期発見のための技術進歩に期待するのと同時に、あわせてやらなければいけないことがあります。それは自助努力なのです。特に40歳を越えてしまったみなさんには必要不可欠だと思います。

私たちは、常に大切なことを忘れずにいなければいけません。それは、私たちがすでに病人だということなのです。間違いなく、人生は坂道を下り続けているということなのです。つまり、日々、自己治癒力が低下し続けているのです。

という状況で、ただただ早期発見の機会を待っているというのは、

「少々滑稽《こっけい》な姿だな」

とみなさんもきっと思われるのではないでしょうか？

そう、自分でできることがあるなら、やったほうが得なのではないか？

自分で下りの坂道を緩やかにできるのであれば、やったほうが賢明なのではないか？

まさにそのとおりです!

私たちは、それでなくても、日々自己治癒力を低下させているわけなのですから、症状が出たり、何か検査でひっかかったりするまで、ただただ、手をこまねいて待っているよりは、積極的に自己治癒力を高める努力をしたほうが得策だということは、もう十分ご理解いただけるかと思います。

つまり、生きるためには、そして元気で長生きを望むならばなおさらのこと、自己治癒力を高めるための自助努力が不可欠になるということなのです。

医者には病気は治せません。病気を治すのは患者さん自身の力です。医者ができることは、患者さんに治るきっかけを提供するだけ……と先ほども述べました。

これは、実に大切なことなのです。私たちには病気を自分で治す力がもともと備わっているのです。この力のことを「自己治癒力」と呼んでいるのです。

自己治癒力は病気を治す力なのです。ただこの自己治癒力を、自助努力でふだんから高めておく必要があるのです。そうすれば、いざという時に本領を発揮してくれるのです。

もちろん、ウソの病気は十分に治すことができます。

それどころか、ホントの病気も実は治すことができるのです。

というよりも、現にみなさんは日々治しているのです。

みんなが「がん患者」

こんなことを言うと、ちょっとドキッとされるかもしれませんが、厳密に言うと、みなさんはすでにがん患者なのです。

なぜなら、みなさんの身体では、毎日およそ数千個のがん細胞が生まれているとされているからなのです。

しかしみなさんは、がん患者という自覚などありません。

それは毎日、みなさん自身の自己治癒力のおかげで、日々生まれたがん細胞が、日々壊されているからです。

つまり、病人であるみなさんは毎日、病気が悪化しながらも、自己治癒力のおかげで日々、病気が持ち直して、事なきを得ているわけなのです。

つまり、みなさんはもともと、ウソの病気はもちろんのこと、ホントの病気のほとんども、自分で治す力を内に秘めているのです。

しかしそれはあくまでも、

「あまり病気の段階が進んでいない場合」

という条件がつきます。個人差はありますが、ある段階を越えて病気が進んでしまいますと、自分の力だけでは治しきれなくなり、どうしても医者の手助けが必要になってきます。


ウソの病気の場合は、比較的早い段階で症状も出てきますし、そこそこ進行した段階でも、自分で治すことができます。と言うよりも、そのような程度の病気をウソの病気と呼ぶわけです。

いっぽう、ホントの病気の場合は、なかなか症状も出てきませんし、ある程度進行してしまうと自分で治すことが難しくなってきます。だからこそ、そのような病気をホントの病気と呼んでいるわけなのです。

まだすこしわかりにくいかもしれませんねぇ？

それでは「ウソの病気」と「ホントの病気」の違いを、逆の視点から説明してみましょう。

十分自分で治せる段階なのに、誰でも気がついてしまうほどの症状が出るものをウソの病気と呼びます。

いっぽう、治せる段階では、なかなか症状も現れにくく、ようやく症状が現れてきたころには、すでに自分で治すのが難しい段階になっている病気を、ホントの病気と呼ぶのです。

――というのはどうでしょうか？

すこしは違いが明瞭になりましたでしょうか。

つまり、ウソの病気は、もともとが十分自分で治せるはずのものですから、自分で治しましょうということなのです。症状が出やすいのは、その裏づけなのです。

ただし、ウソの病気の場合でも、不覚にもなかなか気づかなくて、気づいた時には自分で治せる段階を越えていたということも、稀にはあるかもしれません。

それはそれで、ホントの病気の場合と同じように、セーフティーネットを設けておけばいいと思います。もっとも、

「病気は自分で治すものだ」

という考えが広く浸透し、常識になっている社会であれば、その数は極めて少数だと思いますので、待合室に患者さんが溢れることもないかと思います。

また、ホントの病気の場合も、自分で治せる段階であれば、もちろん自分で治せばいいと思います。ただ高い確率で、医者の手助けが必要になりますので、セーフティーネットとしての医療を万全にしておけばいいのではないでしょうか?

整理しますと、

「本来、病気は自分で治せるものですし、自分で治すものです。しかし、場合によって

は自分で治せないこともあります。そんな場合に限り、集中して医療を活用すればいい」

これですっきりします。このコンセプトで日本の医療システムを再構築していけばいいのではないでしょうか。

第六章　ストレス上手が命を救う

早く「いい人」を引退

繰り返しますが、ストレスをゼロにすることはできません。生きていくこと自体がストレスなのですから。人が集まって社会ができていて、その社会の中で生きていくのであれば、必ずストレスに直面することは覚悟しなくてはいけません。

先ほども言いましたように、ストレスは刺激です。もちろんいい刺激もありますし、不愉快な刺激もあるでしょう。

よく、

「前向きになりましょう、そうすれば人生すべてがうまくいきます」

と説く本が書店に並んでいますが、

「よくもまぁそんな無責任なことが言えるなぁ」

と、いつも私は毒づいてしまいます。後ろ向きの状況にいる最中に、気持ちをすばやく切り替えて前向きになれるほど器用な人は、ほんの一握りなのです。

このことはがん患者さんを数多く見ていて、はっきりと言えます。多くの人は「アゲインスト」な状況下では、やはり後ろ向きの発想しかできませんし、むしろそれが自然だと思います。無理に前向きになるふりをすることはできますが、それはあくまでも「ふり」であって、かえってストレスは増してしまいます。

それでも努力次第では、いくぶんかは不愉快な刺激もいい刺激に変えていくことはできるかもしれませんが、いきなりすべてを変えることは、ふつうの人の場合には難しいのではないでしょうか。

となれば、ある程度は不愉快な刺激にも慣れる必要があるのかもしれません。ストレスともある程度、〝上手に〟だましながら付き合っていく必要があるということなのです。現に多くのがん患者さんは、そのように、〝上手に〟対処しているようです。

がん患者さんの多くには、がんになる前の5年から10年前くらいから、さまざまなストレスがあるようです。

しかしすこし酷な言い方になるかもしれませんが、人間関係（親子、兄弟、嫁姑、恋愛、夫婦間暴力、上司や部下……）を筆頭に、仕事（転勤、リストラ、倒産……）のトラブル、金銭トラブル、介護負担、貧困……などは、よくよく考えてみれば、そのいくつかは人生の局面で、ほとんどの人が遭遇する一般的な状況であるとも言えるわけなのです。もちろんその軽重にはさまざまあるだろうとは思いますが。

ただ、がん患者さんたちと面談をしていて、とても印象的なことは、彼らがそういう状況に対して、異状に思い入れが強いということなのです。とても真摯に生真面目に立ち向かいすぎていることが、特徴なのです。そしてその多くは、後悔と自責なのです。さらに、この後悔と自責のために、余計に深みにはまっていくのです。つまり、多くの人は人がすこぶるよいのです。非常に優しくてデリケートすぎるのです。

言い換えると、明らかにストレスに打たれ弱い人たちなのです。

私も3000人あまりのがん患者さんとかかわってきましたが、がん患者さんのほとんどは、やはりストレスに打たれ弱い人たちなのです。

「いい人である」というのは、もちろんすばらしいことだと思います。

しかし、「〝いい人のやめ時〟もきっとあるのではないか」と、私はつくづく感じています。いつまでもいい人を続けていては、元気で長生きはしにくくなるかもしれません。

そのあたりのところはもちろん、最終的には各人の生き方の問題、生き方の価値観によりますので、どちらが正しいということもないのですが、医者としての私の立場から、あえて意見を述べさせてもらうとすれば、少なくとも40歳を越えたら、いい人は「引退」したほうが、わが身のためだと断言できます。

「おもしろきこともなき世をおもしろく」

これはみなさんもよくよくご存じ、幕末の英雄・高杉晋作《たかすぎしんさく》さんの辞世の句です。これは高杉晋作さんが死の間際にもらした本音だとも言われていますが、ストレス対処の極意だと、私はそんなふうにとらえています。

確かにこの世の中、ほとんどすべてと言っていいくらい、ものの見事に自分の思うとおりには流れてくれません。世の中を人生と置き換えてもいいかと思います。そうやすと、人生が自分の思いどおりにいくはずはありません。それがふつうだと思いますし、だからこそ工夫が必要になってくるのかもしれません。

という前提に立ってしまえば、ストレスのほとんどは、なんということもないはずなのですが、その前提に立てなくて、社会も人生も、自分の思いどおりにいくはずだと思い込みすぎている人が多いのも現実ではないでしょうか。

最近は特に、ストレスに打たれ弱い人が多くなっていると言われます。その証拠の一つが、自殺者の数なのです。公式には1年間に3万数千人とされていますが、実数はもっと多いようです。それは、変死者の中の約半数、つまり7万人くらいは、(断定はできませんが)おそらく自殺であろうと目されているからなのです。その7万人を加えると、自殺者の数は1年間に10万人あまりとなり、この数字はダントツで世界1位なのです。

今の世の中は、先行きも不透明で希望も見えず、あまりおもしろいとは言えないかもしれません。そんな空気の中で私たちは生きているわけですから、そのままで人生を自然におもしろく感じろというほうが難しいのかもしれません。

だとすれば、なんらかの工夫を施しながら、自分でおもしろくするしかありません。で、どうするかが課題となるのです。

その一つの答えが、高杉晋作さんの上の句をついだ、下の句にあります。

「すみなすものは心なりけり」

たしかに、〝心〟のあり方、〝心〟の持ち方なのかもしれません。つまり〝心のありよう〟を変えることによって、おもしろくない世をおもしろい世に、おもしろくない人生

（自分）をおもしろい人生（自分）に変えることができるのではないかという、画期的な提案なのです。もちろん逆に、心のあり方がまずければ、おもしろくない世の中となり、病気にもなってしまうのかもしれません。「病《やまい》は気から」と言われるゆえんだとも思います。

「人生はすべて冗談」

私はこの10年あまり、数多くのがん患者さんたちから、実にさまざまなことを教わりました。その中でもやはり、私たちは「生きていることじたいに価値がある」こと、つまり私たちは「単に生きている」のではなく、「何かの力によって生かされている」ということが一番大切だと感じています。

つまり、人は何かすばらしいことを成し遂げなければ価値がないのではなく、生きている、ただそれだけですでにすばらしく、そして意味のあることなのだという事実に、遅ればせながら気づかされたということなのです。

人はもちろん、必ずしもナンバー1を目指す必要などありませんが、オンリー1を目指す必要もないのだということなのです。なぜなら、私たちはあえて目指さなくても、もうすでにオンリー1だからなのです。

少し想像力を働かせてみれば、よくわかることだと思います。たとえば目の前に、進行したがんから生還された人（がんサバイバー）がいらっしゃれば、時代の荒波を乗り越えてきた100歳のお年寄りがいらっしゃれば、ただそれだけで多くの人たちに大きな勇気と希望を与えることができます。

がんサバイバーや100歳のお年寄りだけではありません。みなさんも、少なくとも誰かには、ただ生きているだけで、希望や夢を与える存在であるということなのです。つまり誰でも、生きているだけでも、大きな意味があり、大きな価値があるという大前提を、多くの人はすっかり忘れてしまっているのです。

何らかのきっかけでこの大前提に気づくことができれば、ストレスなど、物の数ではないはずだ――。きっとそんなふうに、私はがん患者さんたちから教えられたのだと思っています。

となれば、生きたうえで何かを成すとすれば、それはそれで、もちろんすばらしいことなのですが、どちらかといえば（言い方が悪いかもしれませんが）、単なる「おまけ」

にすぎないということなのです。こんなふうにとらえてみると、人生の最中に必ずやってくる、数多くのストレスなど、しょせんはおまけの話なのです。そうとなれば、何も焦ることはありません。もうすこしストレスを楽しんでやろうという気持ちの余裕も、もしかしたら芽生えてくるかもしれません。

どの著書で読んだのかも、記憶は定かではありませんが、

「人生はすべて冗談！」

という、大胆なフレーズが載っていて、強いインパクトを受けたことがありました。ちょうどその頃に抱えていた重荷が、このフレーズのおかげで、急に軽く感じはじめ、妙に気が楽になった覚えがあります。

もちろん、人生は冗談などであっては困りますが、それくらいの気持ちで、肩の力を抜いていったほうが、ストレスとの折り合いがうまくいくのではと、そんなふうな提案だったのではと、勝手に私は解釈しています。ひょっとして、人生は本当に冗談ではないかとまでに思う時も、最近ではしばしばなのです。

ストレスをいかにとらえ、いかにやり過ごすか、それが人生における大きなテーマなのかもしれません。私は、患者さんやサバイバー、そしてお年寄りたちから、得がたい

ヒントを教わったような気がするのです。

「NO WANT SOSO」

さて、がん患者さんの場合ですが、1期、2期の方は、生活習慣を少し変えるだけでも治癒率は格段に高まり、多くはサバイバルを果たします。ただし3期、4期ともなると、残念ながらうまくサバイバルを果たす人とそうでない人とに分かれてしまいます。その差は何でしょうか——。もちろん生き方を変えた、生活習慣を変えたということがその答えになるのですが、もうすこし突き詰めてみると、

「NO WANT SOSO」

なのです。

いきなり「NO WANT SOSO」などと言われても、みなさんは面食らってしまうかもしれません。要するに、

● 嫌なことはきっぱりと「NO」と言う。

●自分のしたいことをする。
●何事もあまり突き詰めない。

ということなのです。

そして、この「NO　WANT　SOSO」こそが、ストレスに対する、上手な対処法なのだということです。

これももちろん、がん患者さんたち、そしてがんサバイバーたちから教わったことなのです。すこし説明をしておきましょう。


1つ目のキーワードは「NO」です。

要は好き嫌いについて、明確に意思表示するということなのです。とかく曖昧な返事をしたり、まわりの意見に流されたりする人は、ストレスが慢性的にだらだらと続きくらいがあります。忍耐や我慢こそが「美徳」と言ってしまえばそれまでなのですが、その美徳が皮肉なことに、心身には仇《あだ》となってはねかえってくるのです。

確かに、初対面の相手に「NO」と言ってのけるには、すこしばかり勇気が要るかもしれません。そして、その勇気がひょっとしてストレスになるかもしれません。しかしそんなストレスは小さく、一瞬なのです。間違っても、長く続くことはありません。かえってNOと言えない自分を引きずってしまうほうが、よほどストレスは長く、そして次第に大きくなってしまうのです。

2つ目のキーワードは「WANT」です。1つ目のキーワード「NO」の裏返しとも言えます。

当たり前の話ですが、人は自分のしたいことをやっている時は、一番ストレスが少ないものです。仮に同じことをやるにしても、やらなければいけない（義務）とか、やらされている（強制）のであれば、そのストレスは甚大です。ところが、それが自分のやりたいことであれば、あまりストレスはありません。そのストレスそのものがむしろ原動力になってしまうほどなのです。

であるならば、やりたいことをやったほうがいいに決まっています。もっとも、やりたいことをやるために、義務や強制を受け入れなければいけない時期もすこしは必要になるかもしれません。ただし、ずっと義務的にやらなければいけない環境が続くとしたら、それ自体が自分の選択だと言えなくはありません。つまりそうなったのは、他人の責任ではなく、自分の責任だということなのです。というわけで、やらなければいけないことはせっせと40歳くらいまでに済ませておく。自己治癒力が低下しはじめる40歳を越えると、できるだけ嫌なことはせず、したいことをやる。

——まさに、これが理想的な人生なのかもしれません。

「いやいや、そんなことはない。そんな意見は、恵まれた環境にいる立場の論理であって、上から目線の発言だ！」

と、憤慨する方もきっといらっしゃるでしょう。

実は、私もそんなふうに考えた時期もありました。でも、事実はそうではなかったのです。なぜなら、がん患者さんやサバイバーの方たちと接してみて、いかに嫌なことが自己治癒力を低下させているか、いっぽう、いかに好き勝手にのびのびと生きることが自己治癒力を高めるか、——そんなケースの数々を目の当たりにすると、納得するしかなくなるのです。

「何も、他人を変えようというような大それた話ではないんですよ。なるほど、他人を変えることは非常に難しいです。しかし自分を変えることくらいなら、命がかかれば誰でもできるはずなんですよ。自分を変えることがなかなかできないというのは、それは命がかかるほどの崖っぷちに立ったことがないからではないですか？　つまり、迫られている決断が、命にかかわるほど大したものではないということなんですから、あえて変える必要もないんじゃないですか？　本当に命にかかわるほど大切なことであれば、誰でも簡単に、即座に自分を変えることができるんです」

こんながんサバイバーの言葉には、とても重いものがあります。

変わることが、あるいは、変えようとすることが、自分の命を大きく左右しかねないのであれば、人はたちどころに変わることができるのかもしれません。変われないのは、それほど重要なことという認識もなく、単に世間体、自尊心がブレーキになる程度のものだと思います。

つまり、まだまだ周囲の目を気にした生き方をしているだけなのでしょう。すなわち、生き方を変えることは、しょせんは自分自身だけのローカルな問題だということなのです。したがって、変わる気が本当にあれば、自分自身の努力だけで簡単に変わることができるはずなのです。

――私はサバイバーの方々から、こんなことを教えられたのです。

他人の評価ではなく、自分の評価で、自分の生き方を選択すれば、「WANT」の生き方は、ごく自然に映るのではないでしょうか？

せっかくの人生です。他人がどう思うかよりも、自分がどう思うかを優先したほうが、長い目で眺めてみれば断然得策だと思うのですが、みなさんのご意見はいかがでしょうか？

さて、3つ目のキーワードの「SOSO」ですが、すこし言葉の意味がつかみにくいかもしれません。日本語に言い換えれば、〝いい加減〟という意味なのですが。

先ほども触れましたが、世の中も人生も、なかなか自分の意のままにはなりません。それがふつうです。そんなアゲインストの環境で、あまりに自分の我を押し通しすぎると、やたらまわりとぶつかりまくって、何事もうまくいくはずがないと考えるのは自然です。

ただ、だからといって、社会にすべて合わせろという意味ではありません。

意のままにならない相手には、決して〝逆らわず！〟しかし、決して〝従わず！〟。そんなふうに「大人の対応」をしながら、うまく対処するのが「ＳＯＳＯの極意」と言えるかと思います。

「ＮＯ　ＷＡＮＴ　ＳＯＳＯ」こそが、心の持ち方の大切なキーワードであり、ストレスとうまく折り合いをつけることができるキーワードでもあるのです。そして、ひいては元気で長生きができるキーワードにもなるはずです。

この、「ＮＯ　ＷＡＮＴ　ＳＯＳＯ」は、一言で言うと過保護からの脱却、すなわち「自立」だと私はとらえています。もうすこしくだいて言えば、

「これでいいのだ！」

ということになるのかもしれません。いい意味での開き直りの境地だと思います。

がんサバイバーの人たちには自信がみなぎっているというか、いわゆるオーラのようなものすら私は感じます。それは、生死の修羅場をくぐり抜けてきた者しか醸し出すことのできない、「気」の現れなのかもしれませんが、少なくともストレスをうまく手なずけた大いなる成果と言えるでしょうか。

第七章　すぐできる、元気で長生き5つのポイント

侮れない生活リズム

人生の下り坂道の勾配をできるだけ緩やかにすることが、「元気で長生き」のためのポイントであると繰り返し述べてきました。

その一番大切なことは、ストレスといかに上手に付き合っていくかということに集約されます。そしてその方法が、心の持ち方、すなわち「NO WANT SOSO」、あるいは「自立」、「これでいいのだ」、であることはつい先ほど述べました。

もちろん最も重要なポイントは心の持ち方であることは言うまでもありませんし、このポイントをはずしてしまうと、ほかに何をやってみてもあまり効果が期待できないということも付け加えておかなければいけません。

ちなみに、医者も薬も、決して坂道の勾配を緩やかにはしてくれません。今の医療は坂道の勾配とはまったく無関係なのです。これはいくら強調してもしすぎることはありません。

巷《ちまた》には、星の数ほど、さまざまな『○△×健康法』の本などが出回っていますが、ほとんどが枝葉末節なハウツーを載せているだけです。もちろん枝葉末節なハウツーがまったく無意味とは言いません。しかし肝心なものを忘れていては、すべて台無しです。それが心のあり方、すなわち「NO　WANT　SOSO」なのです。蛇足ながら強調しておきたいと思います。

さて、「NO　WANT　SOSO」に比べると、もちろん枝葉末節の部類に入ってしまうかもしれませんが、そのほかにも留意しておいたほうがいいというポイントをすこしだけ簡単に説明しておきましょう。これから述べるポイントも、がん患者さんやがんサバイバーたちから教わったものであることは言うまでもありません。

特に40歳を越えると、自己治癒力を高める自助努力が必須と言っていいかと思います。

まず、最初のポイントは「1日のリズム」なのです。

案外、この「1日24時間」のリズムは馬鹿にできません。人もしょせんは自然界の生き物の一つですから、自然のリズムに則って生きるのが一番だということになります。自然のリズムに乗り損ねてしまうと、顕著に自己治癒力が低下していきます。

がん患者さんのほとんどは、左ページの図に示すように、生活のリズムが崩れています（より正確に言えば、崩れていたということになりますか）。

つまり、多くは、さまざまな不定愁訴があって、そのうちに、運動不足、抑うつ、あるいは疲れが高じてきて、慢性的に、1日のリズムが崩れているのです。そうすると、いよいよさらに、さまざまな不定愁訴が現れることになって、いわば、「1日24時間のリズム」がどんどんと不規則になっていくという、「負のスパイラル」に陥ってしまうのです。

ついには、この「負のスパイラル」からなかなか抜け出すことが難しくなり、どんどんと深みにはまっていき、気がついてみたら、明らかに自己治癒力が低下しているということになるわけです。知らず知らず、坂道の勾配がかなりきつい状態になってしまうわけです。

ですから、

「たかが生活リズム、されど生活リズム」

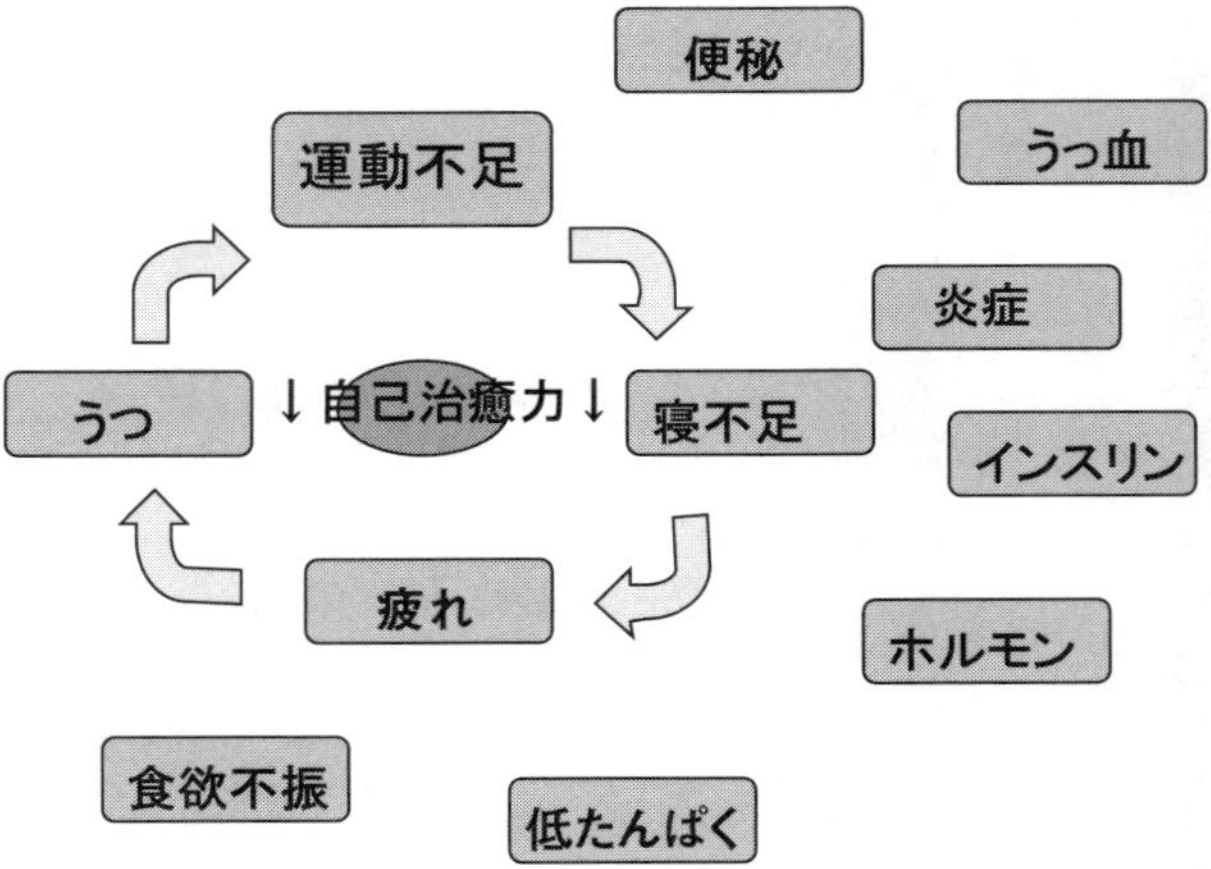

なのです。使い古された陳腐なフレーズなのですが、決して侮《あなど》ってはいけないのです。

特に40歳の声を聞くころには、あまり無理をせず、1日のリズムを意識しなくてはいけません。

具体的にどうすればいいのか？

一つのおすすめは、昼間は頭だけでなく、よく身体も動かすことです。私も含め、多くの人はなべて運動不足です。社会があまりにも便利になりすぎ、なかなか運動をさせてくれません。昔ならふつうの生活を送るだけでも、相当な運動量が必要だったかもしれませんが、今は、頭はかなり動かしていても、身体はほとんど使っていません。

したがって、頭や心は相当疲れるかもしれませんが、身体はあまり疲れることがありません。そうすると、カロリー摂取過多になるのはもちろんですが、夜もさほど眠たくはなく、夜更かしも可能になってきます。しかも今の時代は、照明のおかげで夜間も昼間と同じように明るく、いろいろなお店も開いています。やろうと思えばいくらでも夜更かしが可能です。そんな環境ですから、いったん生活のリズムが乱れてしまうと、寝不足（量、質ともに）が恒常的になり、昼間は疲れが残り、いよいよ運動不足になって、さらに不規則に拍車がかかり、そのうちに「抑うつ症状」も現れ、先ほど述べた「負のスパイラル」に突入してしまうわけなのです。

そうならないためにも、まずは昼間に、身体を動かす工夫をしてみましょう。簡単なストレッチ運動からはじめてもいいのです。そしてふだんの生活の中に、工夫してできるだけウォーキング（歩くこと）を取り入れ、日々の活動の中で、無理なく身体を動かす癖を身につけていくことがポイントです。いきなり最初から無理なことはせず、徐々にふだんの生活の中に運動を組み入れていって、リズムを整えるというのが一番スムーズな方法ではないでしょうか。身体を動かす心地よい疲労感や身体が軽くなる感覚を体得すれば、きっと長続きするはずです。

　もちろん、階段や坂道、遠回りは絶好のロケーションなのです。元気で長生きの確率を高めてくれる、ありがたいチャンスなのです。

　昼間、身体を動かして、ほどよく心地よく疲れると、カロリー過多になることもなく、不眠になることもなく、そして抑うつ状態になることもありません。何よりも、質の良い睡眠が確保できます。

　睡眠はただの休憩ではありません。明日のみなさんのために、心身ともにリフレッシュさせてくれているのです。その日に受けたストレスによるダメージを修復してくれているのです。というくらいに、いい「1日のリズム」は、がん治療のすばらしい特効薬なのです。

　がん患者さんの間では、よく言われるフレーズがあります。

「食べて動けて眠れれば人は死なない」

　つまり、しっかりと栄養を摂って、よく運動して、ちゃんと眠ることができれば、自己治癒力が高まり、なかなか「がん」に負けることはないということなのです。「1日のリズム」がいかに大切であるかを、がん患者さんたちはちゃんと教えてくれているのです。

深呼吸（腹式呼吸）の効用

2番目のポイントは「深呼吸（腹式呼吸）」です。

みなさんは1日に何回くらい深呼吸をしていますか？

と、訊かれると、なかなか答えに窮してしまうと思います。

「そんなの意識したこともないから……」

というのがふつうの答えだと思います。

でも、今日から少しは意識してください。そうすればきっと得をすることになるはずです。


私たちはふだん、意識していなければ、昼間は立っていても座っていても、姿勢が前かがみになっていて、呼吸も浅くなりがちです。

どうでしょうか？　たいていの人はきっとそうだと思います。

しかし、それはあまり得策ではないのです。なぜなら、浅い呼吸は慢性的に、

- 交感神経*が優位になる。
- 低酸素状態になる。
- 血行不良になる。
- 低体温になる。

短期間にがんばって仕事をするには、前かがみはひょっとして適しているのかもしれませんが、身体には確実に悪い環境です。

折に触れ、仕事の合間などに、前かがみをやめ、背筋を伸ばし、ゆっくりと大きく深呼吸をしてみる。そうするときっと気持ちがいいはずです。それを習慣の一つに取り入

＊ 交感神経 副交感神経とともに自律神経をつかさどる。交感神経は脊髄《せきずい》にあり、興奮や、緊張状態で働く。いっぽう、副交感神経はリラックス時に働き、両者のバランスが崩れると自己治癒力が顕著に低下し、ホントの病気の誘因となる。

れ、毎日やってみてはいかがでしょうか？

自己治癒力が高まること、請け合いです！

深呼吸のポイントは、長く大きく吐くということだけです。吸うのは自然でかまいません。できれば1日に30回以上を目標にやってみることをおすすめします。もちろん、それより多いのは結構です。

ちなみに腹式呼吸ができれば、もっと効率を高めることができます。要領は息を吐く時にお腹を思い切り引っ込め、息を吸う時にお腹を膨らませることをすこし意識するだけです。慣れるとさほど難しくはありませんので、ぜひ腹式呼吸にもチャレンジしてみてください。

プチ断食のススメ

3番目のポイントは食生活です。

健康ブームともあいまって、巷ではいろいろな食事療法が出回っていて、どれがいいだとか悪いだとか取りざたされています。しかし最も重要なことは、どの食事療法がい

節食によるリンパ球数の推移
※約1ヵ月間、1600kcalの摂食

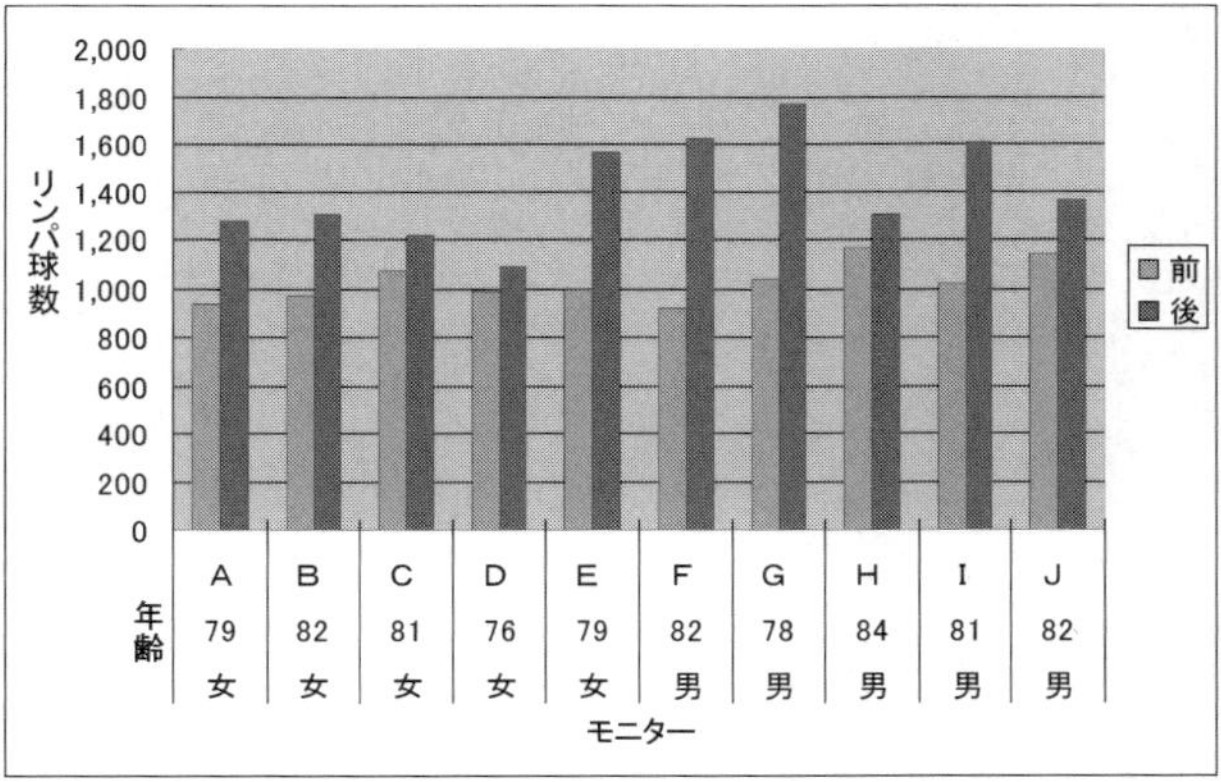

いかということではなく、あまり食べすぎないということです（次ページの図）。なべて私たち現代人は、食べすぎです。それが現状です。過食は自己治癒力を著しく低下させます。

ですから、余計なものは食べないという意識も大切です。ただ、今は飽食の時代、まわりにはいくらでもご馳走が溢れています。食欲は人間にとっての根源的な「三欲」の一つですから、なかなか我慢も難しいところです。

そこで、私がよくアドバイスしているのは、「プチ断食」なのです。断食というほどの大げさなものではありませんが、まずは1週間に1日や2日（もちろんできればもうすこし）は2食だけにしてみるという方法です。

意外に思われるかもしれませんが、プチ断食はけっこうクセになるものです。空腹感を覚えることができるからです。最近の人は、あまり空腹感を覚えることもなく、時間がきたら習慣的に食べているのではないでしょうか？　それでも若い人たちは空腹感を覚えることもあるかもしれませんが、40歳を越えると、ほとんどの人は惰性で食べていると言ってもいいかもしれません。1日3食というのは、若い人ならいざしらず、特に40歳を越えた人たちには、少しカロリーオーバーのような気がします。

意外にも、空腹感は、実に心地いいものです。身体が軽くなった感じが体得できますし、生理的にも頭が冴え、意欲も高まります。人は満腹の時には思考が止まり、意欲が低下すると言われています。

心地いい空腹感を十二分に楽しみながら、いよいよ、ここぞと思うタイミングで、本当に食べたい物だけを食べるのが一番です。そうすれば余計な物を食べすぎることもなくなり、自己治癒力を高めることができます。

そのほかのポイントとしては、できるだけ外食を避ける。それが難しければ、こだわりのあるレストランを見極め、限定して利用することです。無防備にふつうのレストランで食事をしたり、コンビニで弁当を買ったりというのは、あまり賢明な選択とは言えません。

なべて脂肪分、糖分、塩分、そして不純物（農薬や抗生物質、ホルモン製剤など）が多すぎて、私などは、それなら食べないほうがましだと思うくらいなのです。そもそも多くのレストランやコンビニは、みなさんの身体を第一に思って食事を作っているわけではありません。「第一優先」は当たり前ですが、やはり金儲けなのです。特にチェーン展開をしているレストランやコンビニは、何よりも効率を最優先する経営ですので、食の安全という観点から言えば、最悪と言うべきかもしれません。

忘れてならない天然ベースサプリメント

さらに忘れてはならない４つ目のポイントは、栄養を確保するために、ベースの「天然サプリメント」を活用するということです。

サプリメントには大きく分けて２種類あります。

一つは総称して「天然ベースサプリメント」と呼ばれているもので、直接何かに効くという類《たぐい》のものではなく、ふだん私たちが摂っている栄養素を補うためのものです。ほとんどの現代人がカロリーオーバーであることは間違いありませんが、決して栄養オーバーではありません。むしろ栄養素不足だと言ったほうが的確だと思います。

そして、この栄養素不足こそが万病の元になるのです。なぜなら身体が恒常性を保ち、自己治癒力を高めていくには、栄養素が不可欠だからなのです。

特に私たち日本国民は、

- ビタミンC
- ビタミンD
- *葉酸
- *ファイトケミカル
- カルシウム
- *セレン
- *オメガ3（EPAやDHA）

● プロバイオティクス*

＊＊葉酸　ほうれん草などの緑葉野菜や酵母などに含まれ、欠乏すると貧血になる。

＊ファイトケミカル　ファイトケミカルとは植物に含まれる化学成分（色、香りなどの成分）を指すが、抗がん作用があるということがわかり、最近とみに注目を浴びている。トマトのリコペン、ニンジンのカロテン、あるいは赤ワインに含まれるポリフェノール。さらに大豆に含まれるイソフラボン、ニンニクに含まれるイオウ化合物もファイトケミカルの一種。今や、ファイトケミカルは、ビタミンやミネラルと同様に、健康を維持するためには不可欠な成分だと考えられている。

＊セレン　酸素族の元素。たんぱく質に組み込まれ、活性酸素などの働きを防ぐ。

＊オメガ3　体内で合成できないため、摂取する必要のある脂肪酸がある。具体的には不飽和脂肪酸であるオメガ6脂肪酸とオメガ3脂肪酸の2種類だが、一般的にはオメガ6は足りているものの、オメガ3脂肪酸が不足しているのが現状である。ちなみにオメガ3脂肪酸にはα-リノレン酸、エイコサペンタイン酸（ＥＰＡ）、ドコサヘキサエン酸（ＤＨＡ）が含まれるが、魚類やサプリメントから積極的に摂取する必要がある。

＊プロバイオティクス　腸内環境を改善することにより、有益な作用をもたらす、微生物とその産生物質、または、それらを含む製品、食品のことを指す。発酵食品などがその典型。

などが、明らかに不足していると言われています。こうした栄養素を含む「天然ベースサプリメント」については、特に40の声を聞くころには、誰にとっても、必須アイテムになるのではないかと私は考えています。

それには〝オプティマルヘルス〟という考え方も大きく関連しています。オプティマルヘルスという、舌を噛《か》みそうなこの名前は、健康志向の高い米国で広がっている健康観で、単に生命を維持するだけでなく、ベストな状態で維持をしようというものです。簡単に言えば、「人生の坂道をできるだけ緩やかにしよう」という考え方なのです。

たとえば国が定めているビタミンの推奨量というものは、結論から言うと時代遅れの産物なのです。なぜなら、推奨量というのは、生命を維持するのに最低限必要な量という意味だからです。けれども、私たちが知りたいのは、自己治癒力を高めるにはどれだけの量が必要なのかということです。

たとえばビタミンCを例に挙げると、推奨量では100mgとなっていますが、これは生命を辛うじて維持していくためにぎりぎり必要な量にすぎないのです。

私たちは、ただ単に生命を辛うじて維持していくだけではなく、できれば快適に健やかに生きていきたいものです。だとすればビタミンＣ１００mgでは、まったく不十分だということになります。では、具体的にどれくらいが必要かと言いますと、最低限１０００mg以上は要るだろうというのが、大方の見方となっています。つまり、推奨量を満たしているだけでは、「オプティマルヘルス」は達成できないということになるのです。

つまり、辛うじて生きながらえるだけでなく、元気で長生きをしたいということになれば、もはや今、巷に溢れる食材からでは、十分な栄養はまかなえないということなのです。

さて、もう一つのサプリメントは、「アクティブサプリメント」と呼ばれているもので、いわゆる健康食品などの類です。こちらはまったくの玉石混淆《ぎょくせきこんこう》ですが、残念ながらほとんどが「玉」ではなくて「石」なのです。高価なだけで、実効のない健康食品が巷にわんさと溢れています。

この、アクティブサプリメントは、ベースサプリメントが栄養を補強し、ひいては自己治癒力を高めようというものであるのに対して、ある特定の実効を狙ったサプリメントです。ほとんどの原材料は、もともと私たちの身体にない、馴染みのないものですので、副作用の出る可能性も多分にあります。できれば定期的に副作用をチェックしながら、あまり長期にわたって摂り続けるのは避けたほうがいいかと思います。

したがってアクティブサプリメントは、私はあまり人にはすすめていません。もちろん探せば、中には有用なアクティブサプリメントもきっとあるだろうとは思いますが、それを見極めて上手に活用するか、あるいは、いっそのこと、中医薬（漢方薬）をうまく活用したほうが、よほど身体にはいいように思います。

薬はすべて毒

5番目のポイントは、できるだけ薬をやめるということです。惰性で薬を飲んではいけないということなのです。

先ほども述べましたが、薬はすべて「毒」です。自己治癒力を顕著に低下させます。ですから、できるだけ薬は飲まないに越したことはありません。仮に飲むとしても、必要最低限、しかも期間限定で飲むようにするべきです。薬の常習は「ＮＧ」なのです。

私がしばしば訪れる老人ホームには、ひときわ光り輝くお年寄りの一団がいます。彼らは、なべてとても元気なのです。食欲も旺盛で、昼間はよく身体を動かし、夜もぐっすり眠っています。話をしていても、とても楽しく、こちらのほうがみなさんから元気や勇気をもらうくらいなのです。

彼らに共通しているのは、薬嫌いだということです。

余計な人工物は口にしない――。

それが、元気で長生きの一つのポイントだと固く信じていますし、何よりも自分の身体は自分で守るという、自立した姿勢には一貫性があります。

そもそも健康志向と薬の常用は相反するものです。繰り返しますが、40歳を越えると自己治癒力は著明に低下していきます。その低下しつつある自己治癒力を自助努力で高めていく必要があるのですが、薬の常用は、それとまったく正反対のことをしているということになります。

私のまわりにも、不用意に薬を常用している人が多数いましたが、そのほとんどが、今はもう薬から離脱しています。薬の怖さを知らせずに安易に処方する医者が数多くいることに、驚愕《きょうがく》を覚えることしきりです。

ですから……あとがき

この本が、決して「医者」という高みから天下国家を論じた、いわゆるよくある「机上の空論」の類《たぐい》ではないということは、ここまで読んでいただいたみなさんならきっとわかっていただけたと思います。

私たちには天下国家を論じるような、そんな悠長な時間はもはや残されていないとも言えます。

まさに今、ウソの病気で世界が埋め尽くされ、ホントの病気を抱える人たちが、すがる手を空にさし上げながらも、呼吸が苦しくてあえぎながら、水面下へ消えようとしているところなのです。

そんなさなか、やおら重たい腰を上げたわが国の政府ですが、おおよその期待に反して、

「それでは今度は医学部の定員を増やして、医者を増やしてみようかな!?」

などと、今さらそんな〝眠たいこと〟を言っているありさまです。

医者の重鎮たちも多くは、医療現場を知らず、したがって政府の愚策に真っ向から意見するすべもなく、さりとて患者さんに頭を下げて生の声を聞きにいく者もいない。メディアももちろん政府に異見を述べる勇気も信念もさらさらなく、ただただ同調するばかりで、本当の声を聞く智慧《ちえ》もなし。

「まともな奴はおらんのか！」

とうそぶいてはみても、その声は医者不足！　医療費高騰！　の大きな叫び声にかき消されてしまうこのむなしさ！

そうはいっても、やはり現場の生の声を一人でも多くの人に聞いてもらいたい。そしてどう思い、どう動くか、いっそのこと社会に下駄を預けて祈りたい。だったら現場の生の声を文字に変えるしかない。そんな思いのもとに私はこの原稿を書き上げました。

私の仲間たちは、たまたま声が大きかったことも幸いしたのかもしれません。うるさいくらいに声が大きくて、私がそんな環境にいたからなのかもしれませんが、ホントの病気を抱えて思い悩み、辛酸をなめながらも、いかんともしがたい、そんな生の声を聞いてほしいという思いは日増しに募るばかりで、その思いを形にしたのがこの本なのです。

ウソの病気をそのままにしていては、何をやろうとしても、すべて骨抜きになってしまいます。

ひょっとしたら医者を増やす必要が将来的にはくるかもしれません。仮にそうだとしても、ホントの病気の患者さんのためにと本当に願うのであれば、まずは、

「医療仕分け」

とりわけ、

「病気の仕分け」

をしてウソの病気をなくさなければ、医者を増やしたところで、同じ過ちを繰り返すだけなのです。

療は再生します。まずはホントの病気の患者さんを丁寧に診ることができ、集中して治療や研究を行うことができます。その結果、治癒率も格段に高まるはずです。そうなれば医療費の削減にもつながるでしょう。

もちろん、知らず知らずの間に、ウソの病気に侵され、「おいしい患者」に仕立てあげられていく数多くの犠牲者も救われることになります。

そもそも、最初から医療費削減ありきという発想は本末転倒です。はじめから削減ありきではあまりにも心がないではありませんか？

さんざんに工夫をしたならば、たとえ結果的には同じであっても、それはそれで心ある政策だと思えるかと思います。

まずはホントの病気を抱える患者さんを、なんとかして助けることが最優先です。それに合わせて医療の仕組みを考えるべきなのです。

いかに個人個人が自己治癒力を高める努力を怠らず、細心の配慮をほどこしたとしても、ホントの病気と闘う患者さんは、きっとなくなることはないでしょう。しかし、そんな患者さんが、相互扶助の精神のもと、できるだけ低負担で、安心して万全な治療を受けることができるような環境こそが、私たちが理想とする社会の姿ではないでしょうか？

医者も「ホントの病気だけを診ていればいい」となれば、やりがいも高まり、本領を発揮できるはずです。もちろん、標準治療（マニュアル治療）しかできない、そんな時代遅れの医者は淘汰されるかもしれませんが、その結果として、志のある者だけが医者を志望するようになるはずです。

ホントの病気の患者さんにのみ視線を向けることこそが、私たちが望む理想の社会ではないでしょうか。答えはすでに出ています。私たち一人一人が、その意義とそのメリットをよく理解し、行動に移すことが、結果として、国民一人一人へのメリットへ、そして社会全体へのメリットにもつながるのではないでしょうか。

最後に謝辞にかえて——。

今の医療はまさに崖っぷちに立っています。今日明日にでもなんとかしなくてはいけない、そんな差し迫ったこの期《ご》に及んでも、政府や識者は的外れでのんきな議論を展開するばかり。おまけに多くのメディアも勉強を怠り、そんなのんきな議論の片棒をかつぐしか能がないというこの体《てい》たらく。

そんななか、多くのがん患者さんや難病の方たち、そしてそのご家族の方たちが、勇気をふりしぼり、生の声を吐露してくれました。そのおかげでこの本ができあがったと言っても過言ではありません。あらためて、インタビューに応じてくださったみなさんに深く敬意を表したいと思います。

そして、そんな生の声を、拡声器のごとく公の活字に変換してくれるという、そんな大胆な役柄を買ってでてくれた、講談社生活文化第三出版部の木原進治氏にも紙面を借りて感謝したい。

また、いつもながら執拗に手厳しいダメをだしてくれるe－クリニックスタッフにも感謝しておこう!?

平成二二年

岡本《おかもと》　裕《ゆたか》

本書は二〇一〇年一一月に小社より刊行された「9割の病気は病気ではない！」を改題、一部加筆修正の上、文庫化したものです。

岡本 裕―1957年、大阪府に生まれる。大阪大学医学部、同大学大学院医学部卒。医学博士。卒業後12年あまり、大学病院、市中病院、大阪大学細胞工学センター（現・大阪大学大学院生命機能研究科）で、主として悪性腫瘍（がん）の臨床・研究にいそしむ。1995年、阪神・淡路大震災をきっかけに、「21世紀の医療・医学を考える会」を同志と立ち上げ、webサイト「e-クリニック」をスタートする。以来、講演、セミナー、カウンセリングを幅広く展開する。
著書には『9割の病気は自分で治せる』（中経出版）、『9割の医者は、がんを誤解している！』（飛鳥新社）などがある。

講談社+α文庫 おいしい患者《かんじや》をやめる本《ほん》
――医療費いらずの健康法
岡本《おかもと》 裕《ゆたか》

2011年9月20日第1刷発行

発行者――――鈴木 哲
発行所――――株式会社 講談社
東京都文京区音羽2-12-21 〒112-8001
電話 出版部(03)5395-3532
販売部(03)5395-5817
業務部(03)5395-3615
装画――――サイトウユウスケ
デザイン――――鈴木成一デザイン室
カバー印刷――――凸版印刷株式会社
印刷――――慶昌堂印刷株式会社
製本――――株式会社千曲堂

落丁本・乱丁本は購入書店名を明記のうえ、小社業務部あてにお送りください。
送料は小社負担にてお取り替えします。
なお、この本の内容についてのお問い合わせは
生活文化第三出版部あてにお願いいたします。
Printed in Japan ISBN978-4-06-281444-7
定価はカバーに表示してあります。

講談社+α文庫 ©生活情報

よりぬき 運用以前のお金の常識　柳澤美由紀
今さら人に聞くのは恥ずかしいくらい、超基本の常識から、あらためてやさしく解説！
533円 C 151-1

日本ローカルごはん紀行 47都道府県とっておきの一膳　向笠千恵子
日本の伝統食文化研究の第一人者がおくる、各地で愛されているローカル米料理のルポ
552円 C 152-1

花木と果樹の手入れQ&A集 家庭で人気の庭木95種　高橋栄治
植木の花を毎年咲かせ実をならせるための手入れを分かりやすく解説したQ&A集
686円 C 153-1

1日10分で絵が上手に描ける練習帳　秋山風三郎
物の形を○△□などでとらえて、描き順どおりに練習すれば、絵は上手になる
571円 C 154-1

19時から作るごはん　行正り香
「少ない材料と道具で、調理は短時間に」をモットーにした行正流11メニューを紹介
648円 C 155-1

最短で結果が出る最強の勉強法　荘司雅彦
年収7000万円の超カリスマ弁護士が編み出した、ビジネスマンのための最強勉強法
762円 C 156-1

「体を温めて病気を治す」食・生活　石原結實
体温が1℃上がると免疫力は5～6倍強化。クスリに頼らず「体温免疫力」で病気を治す
571円 C 157-1

おいしい患者をやめる本 医療費いらずの健康法　岡本　裕
政府、厚労省の無策で日本の医療は破綻寸前！現役ドクターがその矛盾と解決策を説く
657円 C 158-1

＊印は書き下ろし・オリジナル作品

表示価格はすべて本体価格(税別)です。本体価格は変更することがあります